现代临床消化病护理思维与实践

韩 美 主编

云南出版集团公司
云南科技出版社

图书在版编目（ＣＩＰ）数据

现代临床消化病护理思维与实践 / 韩美主编. -- 昆明 ： 云南科技出版社，2018.3（2021.7重印）

ISBN 978-7-5587-1241-8

Ⅰ．①现… Ⅱ．①韩… Ⅲ．①消化系统疾病－护理 Ⅳ．①R473.57

中国版本图书馆CIP数据核字(2018)第061876号

现代临床消化病护理思维与实践
韩　美　主编

责任编辑：王建明　蒋朋美
责任校对：张舒园
责任印制：蒋丽芬
装帧设计：庞甜甜

书　　号：978-7-5587-1241-8
印　　刷：廊坊市海涛印刷有限公司
开　　本：850mm×1168mm　　1/32
印　　张：6.5
字　　数：180千字
版　　次：2020年7月第1版　2021年7月第2次印刷
定　　价：45.00元

出版发行：云南出版集团公司云南科技出版社
地址：昆明市环城西路609号
网址：http://www.ynkjph.com/
电话：0871-64190889

前　　言

　　消化护理是临床护理中的重要组成部分,在医疗行业快速发展的形势下,对护理人员的专业能力及服务质量的要求也随之提高。在临床工作中不仅需要护理人员具有扎实的专业理论知识,还要具备丰富的临床经验。

　　本书针对现代临床常见消化病,包括食管疾病、胃疾病、小肠疾病、大肠疾病、肝胆疾病、胰腺疾病等的常见病症展开介绍。按照护理程序展开护理思维与实践,主要介绍了每个疾病的临床症状、临床护理等方面。本书还介绍了消化内科临床实践中常用的评估、检查及治疗护理技术。本书内容贴近临床,是一本实用性的护理专著。

　　由于本人编写水平有限,加之编写时间仓促,书中如有存在不足之处,恳请广大读者批评指正。

目　　录

第一章　食管疾病

第一节　难治性胃食管反流病护理

【概述】

正常情况下,食管下段和贲门的连接区有一段下食管括约肌,这道"闸门"出了故障,胃里的东西往上反流进入食管就容易多了,由此产生的各种异常病态反应或损伤,就是胃食管反流病(GERD)。随着生活节奏加快和工作压力增大,得胃食管反流病的人数也显著增多。该病可以长期存在并容易复发。

【临床表现】

1.反流为主的症状　反酸、反食、反胃、嗳气等。餐后明显或加重,平卧或躯体前屈易出现;反酸常伴胃灼热。反胃指胃内容物在无恶心和不用力的情况下涌入口腔。

2.反流物刺激食管引起的症状　胃灼热、胸痛、吞咽困难等。胃灼热常由胸骨下段向上延伸,常在餐后 1 小时出现,卧位、弯腰或腹压增高时可加重。反流物刺激食管痉挛导致胸痛,疼痛发生在胸骨后或剑突下,严重可放射到后背、胸部、肩部、颈部、耳后。部分有吞咽困难,由食管痉挛或功能紊乱引起,呈间歇性,少部分由食管狭窄引起,此时吞咽困难可呈持续性进行性加重。有严重食管炎或并发食管溃疡者,可伴吞咽疼痛。

3.食管以外的刺激症状　咳嗽、哮喘、咽喉炎。反流引起的哮喘无季节性,常有阵发性、夜间咳嗽与气喘的特点。个别可发生吸入性肺炎,甚至出现肺间质纤维化。反流物刺激咽喉部可引起咽喉炎、声嘶。

4.其他 一些病人诉咽部不适,有异物感、堵塞感,但无真正吞咽困难,称为癔球症,可能与酸反流引起食管上段括约肌压力升高有关。

【护理】

(一)入院时

1.舒适的改变

(1)护理目标:配合合理的饮食习惯和结构,调节休息和活动,帮助患者缓解胸骨后灼热不适,呃逆、嗳气等伴随症状减轻或消失。

(2)护理措施

1)评估患者胸骨后不适的性质、程度及出现时间的规律性,仔细询问患者有无特定的诱发因素,或出现这些消化道不适的时机及前后事件的联系;以便与患者一同找出引起不适的危险因素,帮助患者尽量避免。

2)根据患者反酸及胸痛症状的严重程度及发生频率进行症状记分。症状严重程度记分标准为:0 分,无症状;1 分,症状轻微,可以忍受;2 分,症状介于 1 分和 3 分之间;3 分,症状明显,不能忍受,需休息和药物治疗。发生频率记分标准为:0 分,无症状;1 分,症状隔 3～4 天或以上发作 1 次;2 分,症状隔天发作 1 次;3 分,症状每天发作。该患者均记为 3 分。

3)饮食护理:①少食多餐,改变饱餐习惯,减少胃膨胀及食物残留,餐后及反流后饮温开水适量以减少食物对食管的刺激。②低脂饮食,避免肥甘厚腻饮食,力求清淡,易消化;吞咽固体食物有困难时给予流质和半流质饮食;脂肪餐可刺激胆汁和胰液泌素的分泌,而胰液泌素又可削弱胃泌素的作用,从而使 LESP 下降,易导致反流;应以煮、炖、蒸为主,少吃和不吃油炸食品,适当增加蛋白质摄入,如瘦猪肉、牛肉、鸡肉、豆制品等,补充营养并加快机体修复。③指导患者睡前不要进食,避免卧位进食,进食后务必慢走或端坐,以促进胃排空;进食后不要做低头、弯腰、下蹲等动作,避免举重物等,休息和睡眠时床头抬高 30～45°;避免进食降低食管括约肌张力的食物和药物,如巧克力、咖啡、浓茶、烟酒、心痛定等钙离子拮抗剂及地西泮,多巴胺,普奈洛尔等;忌食一些辛辣、刺激性食物,如葱、蒜、辣椒等,避免直接刺激食管黏膜。

4)促进舒适:保持病房的舒适、整洁,温度、湿度适宜,噪声分贝小。指导患者症状严重时卧床休息,减轻肌肉张力,同时应尽量采用左侧卧位,由于重力的作用使食管自胃推进的左旋蠕动波被伸直,并使胃食管连接区在一个较胃池相对低垂的位置,从而导致高反流倾向和低清除率;症状较轻时,可适当活动,加快胃排空,促进肠蠕动,缓解便秘。应加强口腔护理,因为反流物溢入口腔,食物残渣腐败后易滋生细菌,继发真菌感染,可引起口腔溃疡等,故对于能自理者劝告病人早晚刷牙,餐后漱口;若出现口腔溃疡,可根据感染菌使用针对性的口腔护理液。同时为防止患者突然大量呕吐引起误吸,应准备好抢救物品,及时抢救护理。

5)遵医嘱指导患者正确服用质子泵抑制剂兰索拉唑 30mg/d,每日早晚餐前 30 分钟各一次,合并使用西沙必利,护士应注意观察疗效和有无药物不良反应的出现。

2.睡眠型态紊乱

(1)护理目标:帮助患者尽量解除焦虑和抑郁,使其以轻松的心态接受治疗;通过生活习惯和护理措施的调整,患者睡眠质量改善,能保证充足的睡眠,恢复良好的精神体力。

(2)护理措施

1)评估患者以往的睡眠时间、方式、睡眠量及睡眠习惯;现在睡眠不佳的类型,是入睡困难、多醒、还是早醒;影响睡眠的因素是周围环境的改变还是自身的负性心理。更具体地了解患者睡眠不佳原因及影响因素,有针对性地帮助患者改善睡眠。

2)患者入院后,为患者介绍病区环境,帮助患者迅速进入病人角色,解答患者的疑问,与患者建立信任与尊重的关系,减轻患者因住院造成的恐惧、陌生感,使其尽量以轻松的心态接受治疗。

3)制定相关探视制度及科室管理制度,保证晚间病区环境的安静性;病房温度、湿度控制适宜;根据患者的睡眠习惯及睡眠型态规律适当安排晚间治疗性操作,治疗时只用床头灯,治疗完毕及时关闭病室和楼道的照明灯,暗化病室;尽量减少不必要的干扰,工作人员应穿软底鞋,并将谈话声音压低,将各种仪器报警声、电话铃声、传呼声都控制在最小限度;说服患者保持安静的情绪,不要过度地呻吟或躁动而影响同室的病友。

4)帮助患者养成良好的住院期间睡眠习惯①讲究睡眠卫生,坚持规律作息时间,与患者共同制定作息时间表及睡眠日志。根据患者病情,鼓励其白天进行适当活动,可使身体产生疲劳感,利于入睡。②指导患者睡前1~2小时停止紧张的脑力和体力活动,不谈论兴奋或沮丧的话题,化解精神紧张、焦虑、恐惧等不良情绪。③建议睡前淋热水浴或早晚用温热水泡脚20分钟,穿宽松舒适的棉质内衣,按摩涌泉穴,均可改善睡眠。④选择舒适的睡眠姿势,采取不同角度的斜坡卧位从而缩短食管黏膜的酸暴露时间减轻食管黏膜的损害;同时睡前2小时不进食任何食物,特别是水果、酸奶等酸性或不易消化的干果类食物;不要喝太多的水,入睡前1小时排尿。⑤教会患者松弛疗法的技巧,如选择最佳体位,微闭双目,自然呼吸,放松全身等。

5)为患者讲解焦虑、抑郁等不良情绪对胃食管反流病的负性影响,耐心倾听患者主诉,解答患者疑惑,引导患者将压抑的情绪表露出来,以便积极的疏导;多关心和体贴患者,帮助患者消除不良的情绪心理,提高其战胜疾病的信心。同时,重视家属的社会效应,指导家属多陪伴患者,为患者减轻心理压力和负担,帮助患者振作精神,积极配合治疗。

6)因地西泮等安眠药会降低食管括约肌的张力,加重反流,故应避免服用。

(二)住院过程中

1.营养失调

(1)护理目标:积极配合医生治疗患者原发疾病,促进食欲,帮助患者制定营养计划,保证各种营养物质的摄入,使营养状况逐步改善,体重未继续减轻。

(2)护理措施

1)评估患者的营养状态:可根据患者的体重下降程度及生化检查蛋白量的减少等判断患者营养不良的程度。在治疗护理期间,护士应定期监测患者体重的变化,并主动阅读生化检验报告,动态评价患者的营养状况,为进一步的治疗和护理方案提供依据。

2)减少反流:由于反流易发生在夜间,患者处于水平位及头低脚高位时,所以应将床头适度抬高,使床头至床尾有一个斜形坡度,这样即使发生反流也能较快消除;同时嘱患者睡前 1~2 小时不进食,晚餐与入睡的间隔应大于 3 小时,且不宜过饱,餐后让患者处于直立位、坐位或餐后适当散步,借助重力及活动促进食物的排空,但应避免剧烈运动。

3)合理饮食:饮食应定时定量,少食多餐,避免饥饿或过饱。饥饿会诱发胃酸分泌,过饱增加了胃肠压力,均会加重反流。给予清淡、易消化、温软的饮食,避免酸、辣等刺激性食物,可减少胃肠道负担。营养均衡搭配,糖类、脂肪、蛋白质合理配比,其中肉类、豆类及蛋类均含有丰富的蛋白质;同时注意补充维生素和矿物质,保证各种营养素的供应。但应注意低脂饮食,因脂肪可以刺激胆汁和胰液的分泌,从而削弱胃泌素的作用,使食管括约肌压力下降,易导致反流的发生。进食后不做低头、弯腰、下蹲等动作,避免举重物,以免诱发反流。患者食欲下降,可选择患者喜好的水果调节食欲,在不违反健康饮食原则的前提下,尽量满足患者口味,增加营养的摄入。

4)遵医嘱服用雷尼替丁,降低反流物的刺激性,每晚 1 次;继续早晚服用埃索拉唑,每日 2 次,每次 40mg;西沙必利,每日 3 次,每次

10mg;以改善食管下段括约肌的功能,增加食管下段括约肌的压力,加速胃的排空,减少反流。

5)注意休息和保暖:充足的休息可以促进胃肠道的修复,胃部着凉会进一步降低胃蠕动。因此,患者在症状较重时,应该以卧床休息为主,注意抬高床头,节省体力,促进机体活动耐力的恢复;平时注意保暖,尤其是腹部的保暖,卧床时,天热也要用衣物或被褥遮盖腹部,保证有效的胃肠蠕动。

2.相关知识指导

(1)护理目标:患者及家属了解疾病基本知识以及治疗护理的注意事项,能够积极配合治疗,依从性增加,心理压力减轻。

(2)护理措施

1)评估患者对疾病的认知程度,鼓励患者对本病及其治疗、护理计划提问。主动向患者介绍胃食管反流病的形成机制和常见诱发因素,帮助患者寻找自身不良的生活习惯;同时告知患者治疗、护理方案的可行性,征得患者的同意和理解,增强患者的依从性。

2)休息与活动:疾病症状严重时指导患者多卧床休息;症状缓解后应适当活动,如散步、打羽毛球等,可增加胃肠动力,促进消化,减少反流;也可以防止便秘,降低腹内压。同时,适当的文体活动可以调节患者的情绪,转移患者注意力,帮助建立良好的情绪心理状态,有利于疾病的恢复。

3)饮食习惯:定时进餐,少量多餐,采取清淡而且容易消化的温热半流食,以及低糖低脂,富含高蛋白、高纤维的食物,忌食过冷、过热、过硬、过咸食物,特别是辛辣刺激性食物以及油炸食品。进食后应慢走或端坐30分钟,以促进胃排空;进食后不做低头、弯腰、下蹲等动作,避免举重物。夜晚睡前3小时内不进食,睡眠时抬高床头20°～30°,改变不良睡姿,保证充足睡眠。戒烟节酒,避免饱餐,避免进食巧克力、薄荷、浓茶、碳酸饮料等刺激胃酸分泌的食物。

4)用药护理:使患者了解遵医嘱合理用药的重要性,指导患者按时、按量正确使用药物,介绍有关的药物知识,如抑酸药应于早晚空腹服用、黏膜保护剂宜餐后 2～3 小时服用、胃动力药应饭前 30 分钟服用,以及硫糖铝应在餐前嚼服使其充分发挥保护胃黏膜作用等;同时应忌服降低食管括约力、促进反流的药物,如茶碱、多巴胺、安定等药物。让患者充分了解应在医师指导下调整药物品种或剂型剂量,而不可自己根据症状变化作决定。

5)心理指导:与患者建立良好的护患关系,以和善、真诚、支持、理解的态度对待患者,耐心协助患者,使患者感到自己是被接受、被关心的。告知患者不良的心理社会因素对胃食管反流病的负面效应,帮助患者学会放松,如静坐、慢跑等,调整不良情绪,增强心理承受能力,积极主动地改善心理负担,配合治疗。

3.围手术期护理

(1)护理目标:做好各项术前准备,帮助患者建立良好的心理状态应对手术,术中与医生配合有效,手术顺利,患者各项生命体征平稳,无并发症发生,手术效果佳。

(2)护理措施

1)术前护理:向患者及家属详细介绍手术操作步骤、各项检查目的、配合方法,使患者解除疑虑,树立战胜疾病的信心,更好地配合治疗;根据患者个体情况多关心体贴、鼓励患者,向患者及家属解释本手术的优点及效果,了解该种治疗方法是一种痛苦小、创伤小的技术;利用同种疾病治愈者的情况,让患者现身说教,增强患者对治疗的信心,减轻疑虑,以良好的心态接受治疗。

2)术中配合:监测患者的心率、血压及血氧饱和度,并给予吸氧。熟悉术者的意图及操作步骤,确保预冷系统的冷水通畅,使黏膜层温度维持在 50℃以下,以保证肌肉层受热产生损害而其覆盖的黏膜层并不受损。记录好每个层面的治疗结果及角度,及时报告术者。保证导管上的负压引流装置通畅在位,及时引流出胃内多余积液,以免患者发生呛咳。协助术者固定住患者的头部,防止摇晃影响治疗效果。

3)术后护理:术后吸氧,心电监护,侧卧 6 小时以免发生舌后坠以利于唾液的流出,禁食 4 小时;如 4 小时后无异常可进流质饮食,忌食粗纤维、生硬、辛辣等食物,少量多餐,细嚼慢咽,切勿囫囵吞食。观察术后 24 小时内有无白细胞不增高的发热、短暂胸痛或吞咽困难、镇静剂诱发的短暂性低血压、消化道出血等症状。通常发热为低热,可于 24 小时后自行缓解,温度高于 38℃应考虑有感染的存在。吞咽困难可持续 2 天至 2 周,若出现进行性吞咽困难应再次行胃镜检查,明确病变性质。消化道出血多为操作时消化道黏膜受损所致。

(三)出院前

健康指导

1.护理目标　使患者及家属掌握出院后的健康相关知识,继续院外治疗和护理,促进疾病痊愈,防止复发。

2.护理措施

(1)改变不良生活习惯:①定时定量,清淡饮食,忌咖啡、浓茶、辛辣食物;避免过多摄入巧克力等高糖高脂食物;饮酒吸烟在 GERD 发病中能降低胃食管括约肌张力,增加对食管黏膜的刺激,加重反流,鼓励患者戒除烟酒;避免食物摄入过快;晚上睡前 3h 内禁止进食饮水;平时进食不宜多,要控制饮水量。②避免餐后立即卧床、睡前进食、弯腰和搬重物,以免增加负压诱发反流;进餐后取半卧位或直立位,避免餐后立即卧床,以促进胃排空;睡觉时抬高床头 15~20cm,这种体位可明显减少食管反流,借助重力作用加快食管对酸性食物的清除,有助于胃排空。③治疗咳嗽、便秘,减少因腹压增加而诱发反流;同时裤带不要过紧,以免增加腹压;由于肥胖使负压增加,可诱发或加重食物反流,故肥胖后应减轻体重。④鼓励患者参与自己喜好的文娱活动,缓解情绪,促进胃肠功能。

(2)心理干预:由于病程长、复发率高,患者有程度不同的焦虑、抑郁等心理压力;同时胃食管反流病的发生和反复本来与精神因素存在相关性。对此,护士应与患者加强沟通,给予耐心的健康教育和心理疏导,关心、鼓励患者,消除其焦虑、恐惧心理,使其处于良好心理状态,积极配合院外治疗。

(3)用药指导:胃食管反流病由于是慢性疾病,愈后停药常可引起症状复发,因此长期维持治疗十分必要。因此,要对患者反复进行疾病讲解和健康教育,提高患者对治疗的认知程度和用药的依从性。指导患者遵医嘱正确服药,严格把握用药时间,保证药效并避免不良反应的发生。

【安全提示】

1.胃食管反流病(GERD)并发症的预防 ①GERD患者若治疗不及时或治疗不当,延误病情,可因食管黏膜糜烂及溃疡可导致上消化道出血。此时,患者消化道不适症状加重,包括烧心、反酸、恶心、嗳气等;少量出血时患者可能大便隐血试验阳性,但肉眼还不能察觉;出血到一定程度,患者可出现黑便或呕血。护士应严密监测病情,症状一旦加重要立刻通知医生行相关检查,并告知患者学会自我观察的方法,严格遵医嘱规范治疗,积极调整不良的生活习惯。②若GERD病程反复,病程长,食管贲门交界处的齿线2cm以上的食管鳞状上皮被特殊的柱状上皮所取代,形成Barrett食管。Barrett食管是食管腺癌的主要癌前病变,其腺癌发生率比正常人高30～50倍。指导GERD患者学会正确的自我护理方法,坚持必要的院外继续治疗,自我监测病情变化,定期复诊。

2.精神心理因素的调节有助于胃食管反流病(GERD)的康复 有研究显示,存在精神心理因素困扰的GERD患者,常由于各种躯体化症状或其他心理因素反复就医,付出高额的费用并消耗大量医疗资源。有学者采用SF-36量表等评估了GERD患者的生活质量,结果发现,GERD患者精神心理评估部分受损严重,而其日常生活功能受损也较为严重。因此,对GERD患者的心理社会状况进行必要的干预是非常重要的,护理人员应针对患者的具体困惑及心理倾向,采取多方面的护理措施,包括与患者建立信任的护患关系,减轻患者的紧张;与患者亲切交谈,帮助患者释放压力;教会患者自我放松的常用方法,如散步、慢跑等;护士应在业余时间学习心理学相关知识,以便更好地为患者提供行之有效的心理护理,促进患者早日康复。

【经验分享】

1.胃食管反流病(GERD)健康教育的重要性　由于生活习惯、饮食结构的变化,胃食管反流病已成为较为常见的疾病,且其发生率日趋增高,GERD 的诊治日益受到重视。健康教育是一门研究传播保健知识和技术、影响个体和群体行为、消除危险因素、预防疾病、促进健康的科学。通过健康教育促使人们自觉地采用有利于健康的行为,以改善维持和保证人们的健康。GERD 患者大多对自己目前机体的状态和存在的问题不够了解,尤其是不健康的饮食习惯直接导致胃食管反流病发生和恶化;有的患者医疗顺从性差,间断用药或随意撤减、换药等。因此,对患者进行规范的健康教育,使患者懂得健康生活方式的重要性,提高依从性是治疗护理的重要环节。根据每位患者的情况,针对性地给予具体分析、解释、疏导和指导,使患者能自愿接受,持之以恒地采取健康生活方式,积极配合治疗。

2.胃食管反流病(GERD)的中医疗法护理　GERD 呈慢性病程,且容易反复,讲究整体调理的中医治疗可以起到良好的效果。中医认为胃食管反流主要由肝郁气滞,脾胃不和引起,治疗护理时应着重调理脾胃,疏肝解郁,如抑制胃内容物反流,着重应用旋覆花、代诸石,脾胃气虚可用党参、白术、黄芪等,诸药合用可改善食管括约肌功能,抑制胃气上逆,和减少胃酸反流。不同的药物应用不同的方法煎熬,保证药效能充分发挥作用和克服不利因素。黄连苦寒郁热,用姜汁炒后,不仅寒性稍减而且富有降逆止呕之意。服用汤药时,应注意将药汁分多次少少呷饮,并慢慢下咽,尽可能让其在食管部位多停留一些时间,使药液直达病处,以发挥更好的作用。

第二节　贲门失弛缓症护理

【概述】

食管下段的复层鳞状上皮被单层柱状上皮所替换的一种病理现象。本身可无特殊症状，当呈现食管炎、溃疡、癌变时才会出现相应的反流症状。

【临床表现】

巴雷特食管本身并无症状，其症状主要是由于胃食管反流及其并发症所引起的。多数病人最初有 GERD 症状，如胃灼热、反流、吞咽困难。常见症状多见于餐后及做某些动作引起反流时，弯腰、腹内压升高或夜间睡眠时可出现胸骨后烧灼样不适以及胸痛。胸痛可表现在剑突下或胸骨后，疼痛性质可呈烧灼样、针刺样或类似心绞痛，疼痛可通过饮食或服用抗酸药物缓解。多数巴雷特食管病人没有因食管症状而就诊。

【贲门失弛缓症】

是一种罕见的食管肌组织病变，顾名思义，就是食管"松弛障碍"，即食管下括约肌（位于食管、胃之间的一种环形肌肉）在进食时不能开放，从而阻止了食物通过食管进入胃，这就导致贲门失弛症病人进食困难。此病虽然是良性疾病，但不能治愈。发病率估计为 1/10 万，绝大多数病人在 25～60 岁被诊断。

【失弛缓症的主要症状】

主要症状有吞咽困难反流呕吐、胸部不适或疼痛大多数病人来就医前很长时间就有症状，从几天至多年不等。症状开始时可能不明显并缓慢进展亦可突然发生，偶可无症状，仅在胸部常规 X 线检查及检查呼吸道时偶然发现。吞咽困难、反流呕吐、胸部不适或疼痛、体重下降及贫血。

【护理】

（一）入院时

1.电解质紊乱

（1）护理目标：使患者获得足够的水分、电解质、热量和营养物质，血电解质指标在正常范围内，防止误吸。

（2）护理措施

1）根据病情给患者易吞咽的食物；易误吸者，进食时要特别注意；每次进食不宜过多，要少量多餐；患者进食时应心情舒畅，呼吸平稳，病情严重时应停止经口进食。

2）动态观察液体平衡状态，准确记录 24 小时出入液量；补充水分和电解质，患者饮水少，护士应鼓励患者多饮水，必要时遵医嘱及时给患者静脉补充液体、电解质和各种营养物质。注意补液速度宜先快后慢，及时调节输液速度，以免发生输液反应。

3）体位：患者上半身可抬高，使食物易进入胃内。不宜取压迫胃及胸部的体位。有误吸发生呛咳或喘鸣时，可轻叩其后背或做体位引流、气管内吸引等，防止吸入性肺炎。

4）补钾的护理：因患者血钾低，护士应指导患者进食橘子汁、番茄汁、肉类等含钾丰富的食物。遵医嘱为患者口服补钾时，可将氯化钾口服液加入果汁中服用，使患者易于接受；静脉补钾时注意滴速不超过 60 滴每分。

2.疼痛

（1）护理目标：准确掌握患者疼痛的发生部位及其性质，并给予及时、有效、合理的干预。使患者疼痛程度逐渐减轻，疼痛次数减少。

（2）护理措施

1）正确评估患者疼痛的性质和程度，以了解病情的进展情况。护士应将对患者疼痛的评估列入每天的护理工作中，作为病情观察的常规内容，并将患者的疼痛情况及时与医生进行沟通。

2）轻度疼痛时，护士可指导患者采取一些非药物性缓解疼痛的方法来减轻疼痛,如:松弛、想象;腹痛发作时做深呼吸、冥想等。也可指导患者收听广播、听音乐、看电视或者与其沟通交流以分散其注意力,从而缓解腹痛。必要时与医生进行沟通。

3)中、重度疼痛已影响患者休息、睡眠时,护士应及时遵医嘱给予患者药物镇痛处理。常用镇痛药物为曲马多,100mg肌内注射。用药后应密切观察患者的疼痛症状是否得到了缓解。

4)指导并协助患者卧床休息,协助取舒适体位,如半卧位等。患者因疼痛卧床时,护士应尽量满足其生活上的需要,落实基础护理。注意保持病房内安静,尽量减少噪声,避免对患者的一切恶性刺激,做到关门轻、走路轻、讲话轻、操作轻。

3.营养不良

(1)护理目标:患者能遵循营养治疗计划,保证各种营养物质的摄入,使营养状况逐步改善,体重未继续减轻,各项营养监测指标好转。

(2)护理措施

1)护士应主动对患者进行营养状态的评估,可根据患者的病情,采取合适的营养评估方法。体重减少是营养不良最重要的指标之一,测得该患者体重改变为36.36%:[通常体重55(kg)－实测体重(35kg)]÷通常体重55(kg)×100%＝36.36%。患者体重下降达30%以上,并且所测得的血清蛋白、前清蛋白数值均提示机体蛋白质为中度缺乏,结合患者的发病情况,可初步判定患者为蛋白质缺乏性营养不良。

2)根据患者吞咽困难的程度,选择适当易吞咽的食物。观察吞咽困难与饮食的关系,注意体位:患者上半身可抬高,使食物易于进入胃内,不宜取压迫胃及胸部的体位。有误吸发生呛咳或喘鸣时,可轻叩其后背或作体位引流、气管内吸引等,防止吸入性肺炎。

3)根据患者病情及时补充营养,防止营养不良。护士要告诉患者及家属要选择进食哪些食物以及原因所在,从而帮助她们更好地理解合理饮食的重要性并严格遵守。能够进食后指导患者选择高蛋白、富含维生素饮食,蛋白质摄入量＞100g/d,多食瘦肉、禽蛋、鱼类、牛奶、豆制品等,禁忌辣硬生冷食物、油煎炸食物、烟、酒、咖啡等。

4)患者入院后医嘱为暂禁食,因此要进行肠外营养治疗。为患者建立静脉双通道,使用其中一条静脉通道专门执行静脉营养液,如卡文,脂溶性、水溶性维生素等的输注,以保证患者在进行药物输液治疗的同时,肠外营养治疗也能顺利进行。同时,要注意监测肠外营养制剂的不良反应。

5)定期监测患者各项营养状况指标,以观察营养支持的疗效。

4.活动无耐力,易发生跌倒

(1)护理目标:保证患者安全,促进活动耐力恢复,预防跌倒的发生。

(2)护理措施

1)患者血红蛋白浓度提示有重度贫血,与吞咽梗阻,呕吐,营养不良有关。应注意观察患者有无乏力、易倦、头晕、头痛、耳鸣、心悸、气促等症状,如出现上述症状,应指导患者绝对卧床休息,尽量不要下床活动,等症状好转后再下床活动,活动量以不加重症状为度。护士给予生活上必要的帮助;如需外出病房行各种检查活动时应有专人陪伴,给予协助,防止跌倒。

2)遵医嘱准确及时地应用各种治疗药物及营养治疗,避免贫血加重。向患者介绍药物治疗的作用及副作用。

3)遵医嘱为患者采血、配血并输注浓缩红细胞以减轻贫血和缓解机体的缺氧状态。输血前认真做好查对工作,输血过程中注意控制输注速度,以50滴/分为宜。密切观察患者的意识、生命体征和病情变化,及时发现并处理输血反应。

4)由于患者的贫血类型属于缺铁性贫血,因此护士应指导患者在能进食后,适量多吃一些含铁丰富且吸收率高的食物。含铁高的动物性食物如动物内脏、瘦肉、鸡蛋黄等,含铁高的植物性食物如大豆、麦芽、水果、绿叶菜、海带、木耳香菇、玉米、芝麻等。

5)监测患者外周血红细胞计数、血红蛋白浓度、网织红细胞计数的变化,根据血象结果及时采取有针对性的护理措施。

(二)住院过程中

1.患者对药物相关知识缺乏

(1)护理目标:患者及家属了解所用药物的相关知识以及注意事项,能够积极配合治疗。

(2)护理措施

1)由于已确诊为贲门失弛缓症,护士应告知患者及家属,该病具有慢性反复发作的特点,多次扩张配合药物治疗和自我护理非常重要。

2)应用抑酸药时:指导每日定时服用,避免出现反流、呕吐、观察有无头痛、腹痛、腹泻、腹胀、恶心、呕吐、便秘等不良反应。定期复查血象。

3)抗菌药物治疗:现配现用,按时输注,观察药物疗效和不良反应。

4)营养治疗:让患者了解充足的营养支持对机体恢复有重要作用,能进食时告知其饮食禁忌,鼓励患者进食;行肠外营养治疗时,应选择合适的血管,避免静脉炎的发生。观察营养治疗的效果。

2.潜在并发症

(1)护理目标:正确判断病情的轻重程度,采取有针对性的护理措施,能及时发现并发症并给予适当的处理,从而减轻其危害。

(2)护理措施

1)观察并记录患者胸痛的部位、性质及程度,发作时间、频率、持续时间;经一般对症处理后胸痛能否减轻。

2)疼痛剧烈影响休息和睡眠时,通知医生,排除食管穿孔后遵医嘱给予镇痛药物肌内注射,观察镇痛效果及可能出现的副作用。

3)密切观察与并发症相关的临床表现:如出现持续胸痛、大量出血时应提高警惕。必要时护送患者行胸部 X 线摄片和口服泛影葡胺造影剂检查,观察有无与并发症相关的异常表现,配合医生及时处理。

4)由于行内镜下扩张术(气囊扩张)会使食管下括约肌发生部分撕裂,患者出现疼痛加重,为避免患者紧张不能配合治疗,护士应提前向患者做好解释工作,教会患者可根据疼痛程度用手语表示,以缓解患者的紧张情绪,也避免了操作中穿孔的发生。

3.负性心理

(1)护理目标:解除患者的焦虑、恐惧状态,树立治病信念。帮助患者学会应对心理应激的方法,建立良好的人际关系,增强治疗依从性。

(2)护理措施

1)与患者建立良好的护患关系,对患者热情相待,认真倾听患者对自己疾病的叙述,了解患者的病情;多与患者沟通,增进情感上的交流,了解其思想顾虑以及有无学习、生活、经济、情感上的压力与问题,分析如何找到解决这些问题的方法,并鼓励其尝试解决问题。

2)以通俗易懂的语言向患者介绍疾病的病因、临床表现、并发症、诊疗方法以及预后等相关知识,使患者正确面对自身的病情,消除对疾病的恐惧和忧虑,积极配合治疗和护理。

3)帮助患者学会自我调节,学会应对不良生活事件、干预负性情绪的方法和技巧。把握适当的时机与患者沟通交流这些方法和技巧,如:制怒法、松弛疗法、放松训练等。鼓励患者以良好的情绪、健康的心态接受治疗。

4)使患者亲属对疾病与心理治疗的方法有所了解,协助参与认知、情绪、行为干预治疗过程和治疗监控,为患者康复营造良好的情感环境。

(三)出院前

健康教育

1.护理目标　使患者及家属掌握出院后的健康相关知识,促进疾病缓解,避免疾病复发。

2.护理措施

(1)根据病因把有关疾病知识告诉患者,讲解通俗易懂,帮助其制订康复计划,使患者真正参与治疗、康复、预防的全过程。并嘱患者保持愉快、轻松、稳定的情绪,提高自我调节心理平衡的能力。

（2）指导患者及家属做好饮食健康管理：饮食宜从流质-半流质-软食过渡，并以这三种饮食为主，劝告患者节制饮食，勿暴饮暴食，忌烟酒及刺激性食物，如咖啡、辛辣调味品等。并帮助患者制订进食计划，少量多餐。

（3）出院用药指导：护士教会患者及家属如何正确服用药物、如何识别药物的不良反应，出现异常情况如头痛、腹痛、腹泻、腹胀、恶心/呕吐、便秘等症状时要及时就诊。

（4）鼓励患者在身体允许的情况下适当锻炼身体以增强体质，做到劳逸结合，以不感到疲乏为宜。

【安全提示】

1.护士应该准确掌握患者的病情，从而采取有针对性的预见性护理，避免因病情观察不到位而不能准确及时地采取各项有效的治疗护理措施，从而对患者的生命健康造成威胁。

2.内镜下球囊扩张术的并发症有穿孔、出血、血肿、胃食管反流、疼痛等，其中最严重的并发症为食管穿孔，发生率约为3%。扩张时球囊内压力的选择、维持时间的长短，医护的配合均起到至关重要的作用。护士必须熟练操作步骤，与术者默契配合，送入球囊时动作轻柔、准确，扩张时准确记录每次扩张时间，以确保扩张的效果。操作时患者取左侧卧位，插入内镜至食管狭窄处，通过内镜活检孔插入导丝，沿导丝将涂有润滑油的球囊送入，调整位置，开始注气时应逐渐加压，当压力加至病人感觉胸痛时记下压力表刻度，持续2～5分钟，然后放气，扩张结束后抽尽气囊内气体，退出气囊，过咽喉部时动作迅速，但又不能用力过猛。并发症的临床症状不典型，因多数患者扩张后可有少量出血或轻度胸痛，护士应密切观察，如扩张1小时以后出现持续胸痛不缓解甚至加剧者，应高度警惕有食管穿孔的可能，检查患者有无气短和皮下气肿，拍胸片发现有无纵隔气肿或漏气胸。因此护理时应通过对上述症状的早期动态、细微的观察，从而提前给予预警护理，防止出现并发症，或发生时及时通知医生给予紧急的处理。

3.误吸的危险:因贲门失迟缓症所致的食管下段扩张,食物残留,在治疗时由于胃镜的刺激容易发生呕吐引起误吸。术前为确保食管完全排空,常需插入大口径胃管吸尽食管内残留物,最大限度减少误吸的危险。护士在操作前需向患者解释清楚,取得配合,动作轻柔,防止损伤食管黏膜。

4.疑病性神经症与贲门失迟缓症:有些贲门失迟缓症患者往往在发病期会出现疑病性神经症症状,如对自己的健康状况过分关注,总认为自己得了不治之症,为此而焦虑不安、失眠、恐惧。通过多种检查和医生解释说明后,都难以完全扭转患者的想法,甚至对自己一时的心慌,体力劳动后的气喘,也疑为是很严重的病态。情绪紧张会诱发贲门失迟缓症的复发,加重贲门失迟缓症患者的痛苦,所以对于这些患者要注意在治疗原发病的同时,及早发现疑病性神经症症状,并进行心理评定来确定是否为疑病性神经症以及病情的轻重,从而及时给予心理干预。重视患者的痛苦,避免发生不良后果。

【经验分享】

1.气囊扩张术前的护理

(1)术前心理护理:贲门失迟缓症患者均长期饱受疾病痛苦,多数经药物保守治疗无效,产生悲观、沮丧情绪,气囊扩张是国内外公认的一种成熟且较安全的治疗此病的首选治疗方法。因此应先向患者说明,解除患者顾虑,增加其治疗信心。其次要向患者详细介绍治疗过程,指导术中有关的配合要点,如介绍扩张时胸部可能出现的不同程度的疼痛感,让患者认识到只有积极配合,才能有助于提高治疗效果,预防严重并发症的发生。

(2)术前其他准备:遵医嘱抽血查血常规和凝血功能及心功能。贫血严重者需要先输血治疗,凝血功能异常者暂缓扩张术,心脏疾患者要慎重治疗。扩张前常规给予流质饮食 24 小时,然后禁食、水 12 小时,因为患者进食后梗阻,反流、频繁呕吐,故遵医嘱暂禁食。过度紧张的患者可于术前 15~30 分钟肌内注射镇静剂如地西泮 5~10mg 及丁溴东莨菪碱以减少消化液分泌和防止食管痉挛,并向患者交代注意事项及可能出现的问题,以便取得患者的配合。内镜准备,气囊准备,通常女性病人选用直径稍小的囊。导丝无弯曲、气囊无漏气,检查气囊压力并记录。

2.患者的负性心理干预 许多贲门失迟缓症患者存在着不良的人格特征,表现为多疑、敏感、固执、情绪稳定性差。这些不良的人格特征,在一定程度上能促进疾病的发生和恶化。患者也存在着人际关系敏感、抑郁悲观失望、焦虑、心神不安等心理健康问题。同时,患者对不良生活事件强度和紧张值高于健康人,从而可能促进疾病的复发或加剧。因此,以情绪干预的方式实施对患者的心理护理,有利于患者病情的缓解。如护士自身用良好的情绪去感化患者,使患者处于一种松弛状态;让患者注意观察、总结引起本人病情加重的精神、心理方面的因素,注意避免其影响;帮助患者学会自我调节,学会应对不良生活事件,加强个性和情感修养,遇事冷静,控制情绪,避免发生冲突。可采用以下几种方法:①回避法:在日常生活中遇到看不惯的事,尽量避开不去看和想它;②转移法:遇到不顺心的事,设法转移情绪,如哼小曲,参加娱乐活动等;③释放法:即把内心的不快向人倾吐;④升华法:遇到刺激,化愤慨为动力,激励自己进取,或幽默,或微笑着讲,有话好好说。护士也可指导患者进行放松训练,即在安静舒适的房间中,患者松开紧身的衣服和妨碍练习的饰物等,取舒适的卧位,闭眼安静休息 3~4 分钟;指导患者想象能令自己松弛、愉快的场景;护士在一旁用言语指导和暗示,让患者先收缩一组肌群,保持 7~10 秒,体会肌肉紧张的感觉,然后再放松 10~15 秒,体会放松的感觉,从而学会保持放松的感觉。放松的顺序从优势臂开始,从头到脚,依次为右手与右臂、左手与左臂、面肌、颈、肩和上背部,然后是胸、腹和下背部,再放松臀、股、小腿和双脚,顺序收缩每一组肌群,再舒张,每个肌肉群紧张一放松 2~3 次,再进行下一个,最后使全身肌肉得到深度松弛。每天早、晚各训练 1 次,每次 15~30 分钟,不但能调整患者的负性情绪,还能提高机体抵抗应激的效果。

3.实施饮食健康教育　护士在为患者进行饮食知识的健康教育时,不仅要从营养支持的角度进行宣教,更要从预防疾病复发的角度正确实施饮食教育。预防疾病复发的饮食教育内容具体包括以下几个方面:

(1)扩张术后无黏膜损伤,4 小时后可进流质饮食;

(2)如有明显黏膜损伤,禁食 12 小时后无出血现象再进流质饮食,逐渐过渡到半流质、软食,告知患者餐后 2 小时或睡眠时抬高床头 $15°\sim30°$。进食过快或冷、热饮等容易诱发贲门失迟缓症。

第三节　食管癌护理

【概述】

食管癌是原发于食管的恶性肿瘤,以鳞状上皮癌多见。临床上以进行性吞咽困难为其最典型的症状。

【常见病因】

食管癌的确切病因目前尚不清楚。但认为食管癌的发生与地区的生活条件、饮食习惯、存在强致癌物、缺乏一些抗癌因素及食管癌的遗传易感性(家族性聚集现象)等有关。亚硝胺类化合物和真菌毒素是公认的化学致癌物。

【临床表现】

1.临床表现

(1)早期症状:早期食管癌症状多不典型,易被忽略。主要症状为胸骨后不适、烧灼感、针刺样或牵拉样痛,进食通过缓慢并有滞留的感觉或轻度哽噎感。早期症状时轻时重,症状持续时间长短不一,甚至可无症状。

(2)中晚期症状:进行性咽下困难是绝大多数患者就诊时的主要症状,但已是本病的较晚期表现。由不能咽下固体食物发展至液体食物亦不能咽下。因食管梗阻的近段有扩张与潴留,故可发生食物反流。进食时尤其是进热食或酸性食物后可出现咽下疼痛。

长期摄食不足导致明显的慢性脱水、营养不良、消瘦与恶病质。有左锁骨上淋巴结肿大,或因癌肿扩散转移引起的其他表现,如压迫喉返神经所致的声嘶、骨转移引起的疼痛、肝转移引起的黄疸等。当肿瘤侵及相邻器官并发生穿孔时,可发生食管支气管瘘、纵隔脓肿、肺炎、肺脓肿及主动脉穿破大出血,导致死亡等。

2.临床分型 食管癌的病变部位以中段居多,下段次之,上段最少。部分胃贲门癌延伸至食管下段,常与食管下段癌在临床上不易区别,故又称食管贲门癌。

【辅助检查】

1.食管黏膜脱落细胞检查 主要用于食管癌高发区现场普查。

2.内镜检查与活组织检查 是发现与诊断食管癌首选方法。可直接观察病灶的形态,并可在直视下作活组织病理学检查,以确定诊断。

3.食管 X 线检查 早期食管癌 X 线钡剂造影的征象有黏膜皱襞增粗、迂曲及中断、小充盈缺损与小龛影等,中晚期病例可见病变处管腔不规则狭窄、充盈缺损、管壁蠕动消失、黏膜紊乱、软组织影以及腔内型的巨大充盈缺损。

4.食管 CT 扫描检查 可清晰显示食管与邻近纵隔器官的关系。

5.超声内镜 能准确判断食管癌的壁内浸润深度、异常肿大的淋巴结以及明确肿瘤对周围器官的浸润情况。对肿瘤分期、治疗方案的选择以及预后判断有重要意义。

【治疗原则】

根治本病的关键在于对食管癌的早期诊断和治疗。治疗方法包括手术、放疗、化疗、内镜下治疗和综合治疗。

1.手术治疗 我国食管癌外科手术切除率已达 80%～90%,术后 5 年存活率已达 30%以上,而早期切除常可达到根治效果。

2.放射治疗 主要适用于手术难度大的上段食管癌和不能切除的

中、下段食管癌。上段食管癌放疗效果不亚于手术,故放疗作为首选。手术前放疗可使癌块缩小,提高切除率和存活率。

3.化疗 一般用于食管癌切除术后,联合用药。

4.综合治疗 通常是放疗加化疗,两者可同时进行也可序贯应用,能提高食管癌的局部控制率,减少远处转移,延长生存期。化疗可加强放疗的作用,但严重不良反应的发生率较高。

5.内镜介入治疗

(1)对于高龄或因其他疾病不能行外科手术的早期食管癌患者,内镜治疗是一项有效的治疗手段。①内镜下黏膜切除术:适用于病灶<2cm,无淋巴转移的黏膜内癌;②内镜下消融术:Nd·YAG激光、微波等亦有一定疗效,缺点是治疗后不能得到标本用于病理检查。

(2)进展期食管癌。①单纯扩张:方法简单,但作用时间短且需反复扩张,对病变范围广泛者常无法应用;②食管内支架置放术:是在内镜直视下放置合金或塑胶的支架,是治疗食管癌性狭窄的一种姑息疗法,可达到较长时间缓解梗阻,提高生活质量的目的,但上端食管癌与食管胃连接部肿瘤者不易放置;③内镜下实施癌肿消融术等。

【护理】

1.评估

(1)一般情况。病人的年龄、性别、职业、婚姻状况、健康史、心理、自理能力等。

(2)身体状况。①进食情况:吞咽困难、可进食物性状,咽下疼痛、呕吐等情况。②全身情况:生命体征,神志、精神状态,有无衰弱、消瘦、恶病质、水与电解质平衡紊乱等表现。③评估疾病临床类型、严重程度及病变范围。

2.护理要点及措施

(1)饮食营养支持:因不同程度吞咽困难而出现摄入不足、营养不良、水电解质失衡,导致机体对手术的耐受力下降,故应保证病人的营养素的摄入。

1)口服：能口服者，进食高热量、高蛋白质、丰富维生素的流质或半流质饮食，若病人进食时感食管黏膜有刺痛，可给予清淡无刺激的食物；若不易进食较大、较硬的食物，可食半流质或水分多的软食。

2)静脉营养：暂时不能经口进食者，可根据情况给予静脉营养支持治疗。

3)胃肠造瘘术后的护理：观察造瘘管周围有无渗出液或渗液漏出。由于胃液对皮肤刺激性较大，应及时更换渗湿的敷料并在瘘口周围涂氧化锌或置凡士林纱布保护皮肤，防止发生皮炎。妥善固定用于管饲的暂时性或永久性胃造瘘管，防止脱出或阻塞。

（2)放、化疗期间护理：观察放、化疗的毒性及不良反应，给予对症处理。合理饮食，鼓励病人摄入高蛋白质、低脂肪、易消化的清淡饮食，多饮水，多吃水果。少食多餐。

观察血常规变化，监测体温，预防和控制感染，严格执行无菌操作，注意保暖，做好保护性隔离，预防交叉感染。注意有无皮肤瘀斑、牙龈出血、血尿、血便等全身出血倾向。选择合适的给药途径和方法，有计划的合理选择静脉并加以保护，防止药物外渗、静脉炎、静脉血栓的发生，必要时行大静脉置管以保护外周血管。

（3)内镜介入治疗护理：①评估一般情况，向患者及家属讲解内镜治疗的目的、方法、注意事项，消除恐惧、紧张心理。②常规检查血常规、血清四项、凝血四项、肝功能、肾功能、心电图、胸部X线片、血型等，必要时备血。③如服用阿司匹林、NASID类和抗血小板凝集药物者视病情决定术前停药7～10天。④术前禁食水12小时。送病人至内镜中心进行治疗。术后监测生命体征，卧床休息，保持呼吸道通畅，必要时持续低流量吸氧。视病情禁食水，给予消炎、抑酸治疗、静脉营养支持等处理。注意观察患者有无呕血、黑粪、疼痛等症状，预防出血、穿孔等并发症。

3.健康教育

（1)向患者讲解食管癌的诊断、主要症状、病因、治疗方案、预后等，给予心理疏导,增强其与疾病斗争的信心。

(2)化疗期间饮食应清淡,少食多餐;输注化疗药物过程中要特别观察液体有无外渗。

(3)放射治疗中应加强放疗部位的皮肤护理,避免直接日晒、刺激等;着宽松衣服,避免摩擦。

(4)饮食指导。少食多餐,细嚼慢咽,进食易消化食物,低盐饮食,不宜进食生冷或刺激性食物,忌烟、烈性酒。

(5)内镜介入治疗后告诉患者饮食要以低渣、温和、易消化为原则,少食多餐,并避免过甜、过咸、过浓、含纤维多的饮食。1个月内禁止剧烈运动,如游泳、爬山等。定期复查,如有大便带血、腹痛及其他不适,应及早咨询医生或送院就诊。

第二章　胃疾病

第一节　消化性溃疡护理

【概述】

是指发生在胃和十二指肠球部的慢性溃疡,因溃疡的形成与胃酸或胃蛋白酶的消化作用有关,故称消化性溃疡。根据发生部位不同又将消化性溃疡分为胃溃疡(GU)和十二指肠溃疡(DU)。

【发病机制】

消化性溃疡是一种多因素疾病。在正常生理情况下,胃和十二指肠黏膜消化和吸收食物的营养成分,而不被强侵蚀力的胃酸和胃蛋白酶损害,还能抵御各种有害物质的侵袭,保持黏膜的完整性,是因为胃十二指肠黏膜有一系列的防御和修复机制。如果胃十二指肠黏膜的修复和防御机制能力减弱或遭到破坏,即可造成消化性溃疡的发生。其中幽门螺杆菌感染和服用非甾体抗炎药是已知的主要原因。

【发病因素】

1.胃酸-胃蛋白酶的影响　在损害因素中,胃酸-胃蛋白酶,特别是胃酸的作用占主要地位。由于高酸分泌,损害黏膜而构成致溃疡因素。

2.神经系统和内分泌功能紊乱　在持续和过度的精神紧张、情绪激动等神经精神因素的影响下,大脑皮质功能发生障碍,使胃酸分泌过高;又可分泌过多肾上腺皮质激素,兴奋胃酸、胃蛋白酶分泌,使溃疡易于形成。

3.促胃液素和胃窦部潴留　副交感神经兴奋、胃窦部黏膜接触蛋白质分解物或胃窦部潴留、膨胀,均能刺激促胃液素细胞分泌促胃液素,而引起胃溃疡。

4.饮食不节或失调　食物或饮料对黏膜可起物理性或化学性损害作用;有的则刺激胃酸分泌;不规则的进餐时间可破坏胃分泌的节律,均与消化性溃疡的发病与复发有关。

5.药物的不良作用　如阿司匹林、保泰松、吲哚美辛、肾上腺皮质激素等,可通过各种机制引起消化性溃疡。

6.胃黏膜屏障的破坏　某些能溶解脂肪的化合物,如阿司匹林、乙醇、其他药物和体内的胆盐和胰液等十二指肠液成分,可损害胃黏膜上皮细胞的脂蛋白层,使胃黏膜屏障遭到破坏。

7.黏膜的血运循环和上皮细胞更新障碍　胃、十二指肠黏膜的良好血运循环和上皮细胞更新及微循环系统有效和适量的灌流,是体质黏膜的完整和黏膜上皮细胞稳定的基本条件。如若血运循环发生障碍,黏膜缺血坏死,而细胞的再生更新跟不上,则在胃酸-胃蛋白酶的作用下就有可能形成溃疡。

8.前列腺素的缺乏　胃和十二指肠黏膜的内生前列腺素具有促进胃黏膜上皮细胞分泌黏液与 HCO_3^-、加强黏膜血运循环和蛋白质生成、抑制促胃液素与胃酸分泌、保护胃黏膜屏障等作用。内生前列腺素合成障碍,可能是溃疡形成的机制之一。

9.胃、十二指肠炎症的影响　胃、十二指肠溃疡多伴有炎症,炎症可削弱黏膜抵抗胃酸的能力,为溃疡的形成提供了基础。

10.吸烟　吸烟可引起血管收缩,抑制胆汁和胰液的分泌而减少其在十二指肠内中和胃酸的能力,同时引起胆汁反流而破坏胃黏膜屏障。

【临床特点】

消化性溃疡具有三大临床特点。

1.慢性过程,反复发作,病史可达几年或几十年。

2.周期性发作,发作期与缓解期相交替。发作有季节性,常发生于秋冬或冬春之交。

3.节律性上腹疼痛。

【消化性溃疡的症状】

1.上腹痛　反复发作的慢性、周期性及节律性上腹疼痛是消化性溃疡具有特征性的主要症状。

2.其他胃肠道的症状　如嗳气、泛酸、流涎、恶心、呕吐等,可单独或与疼痛同时出现。

3.全身性症状　可有失眠、缓脉、多汗等症状,疼痛较剧烈而影响进食者可有消瘦及贫血。

【护理】

（一）入院时

1.疼痛

（1）护理目标:缓解患者腹痛情况,及时了解患者的需要,并鼓励患者配合治疗,必要时给予止痛处理。

（2）护理措施

1）解除疼痛刺激源:鼓励患者通过静脉给予抑酸剂治疗,必要时禁食。

2）药物止痛:疼痛无法忍受时遵医嘱给予止痛药。一般先用非阿片类药物,消化性溃疡患者避免水杨酸类、阿司匹林、消炎痛等药物,必要时用弱阿片类药物,如果二者合用后仍不能止痛,则可以使用强阿片类药物。

3）心理护理:尊重并接受患者对疼痛的反应,建立良好的护患关系。解释疼痛的原因、机理,缓解疼痛压力,尽可能地满足患者对舒适的需要,做好家属的工作,争取家属的支持和配合。

2.舒适度改变

（1）护理目标:患者腹胀、反酸、嗳气、呕吐症状减轻,未发生并发症,体力逐渐恢复。

（2）护理措施

1）监测意识状态及生命体征 q4h,观察失水征象,准确记录 24 小时出入量和水、电解质失衡状况。根据脱水程度、年龄、心功能状况调节输液速度。

2）观察患者呕吐的特点,记录呕吐的次数,呕吐物的性质和量、颜色、气味。加强口腔护理。

3）积极补充水分和电解质:剧烈呕吐不能进食或严重水电解质失衡时,主要通过静脉输液给予纠正。

4）观察腹胀、反酸、嗳气程度、持续时间及与进食的关系,给予按摩等方式缓解,必要时遵医嘱给予抑酸剂等药物治疗,观察药物不良反应。

3.体液丢失,电解质紊乱

（1）护理目标:预防电解质紊乱,维持电解质平衡,防止损伤胃壁黏膜,缓解腹胀情况。

（2）护理措施

1）密切观察胃管引流物的颜色及性质,记录 24h 引流量。

2）保持有效的胃肠减压,定时冲洗更换胃肠减压器,并妥善固定。

3）给予抑酸护胃药物,改善胃肠道功能,争取早日进食。

4）禁食期间卧床休息,在陪同下床边活动。

5）定期监测患者的生命体征、电解质情况及主诉感觉。

6）禁食期间加强口腔护理。

（二）住院过程中

1.病情加剧

（1）护理目标:恢复体力,维持机体的有效机能及机体的出入平衡。

（2）护理措施

1）严密监测生命体征以及 24 小时出入量,维持电解质平衡,静脉补充电解质。

2）协助患者进行床上大小便,保护患者的隐私及尊严,维持床单位的整洁平整。

3)加强基础护理:指导患者绝对卧床休息;协助患者餐前、餐后、睡前漱口;保持皮肤清洁、干燥,及时更换衣服,避免受凉;做好肛周皮肤的护理,预防肛周感染。

2.知识缺乏

(1)护理目标:患者及家属了解所用药物的相关知识及注意事项,能够积极配合治疗。

(2)护理措施

1)告知患者及家属该病的特点及各种药物的作用机理及治疗作用。

2)应用质子泵抑制剂时,由于其抑制胃酸分泌的作用强、时间长,故应用本品时不宜同时再服用其他抗酸剂或抑酸剂。根据病情 qd 或 bid 或 tid 使用。严格遵医嘱执行。

3)遵医嘱输入清蛋白:白蛋白在人体内最重要的作用是维持胶体渗透压。它能纠正低蛋白血症继而降低死亡率及并发症发生的风险。输注前后均需用生理盐水冲管,不能添加任何药物。

4)营养治疗:让患者了解充足的营养支持对机体恢复有重要作用;行肠外营养治疗时,应选择合适的血管,避免静脉炎的发生。观察营养治疗的效果。

3.负性心理

(1)护理目标:解除患者的焦虑、恐惧状态,树立治疗疾病的信念。帮助患者学会应对心理应激的方法,建立良好的人际关系,增强治疗依从性。

(2)护理措施

1)建立良好的护患关系,认真倾听患者对疾病的叙述,了解患者的病情、思想顾虑以及有无生活、经济、情感问题。

2)以通俗易懂的语言向患者介绍疾病可能的病因、临床表现、并发症、诊疗程序以及预后等知识,使患者正确面对自身的病情,消除对疾病的恐惧和忧虑,及时接受治疗。

3)帮助患者学会自我调节,学会应对不良生活事件、干预负性情绪的方法和技巧。如:制怒法、松弛疗法、放松训练、音乐疗法等。以良好的情绪、健康的心态接受治疗。

4)使患者亲属对疾病与心理治疗的方法有所了解,协助参与认知、情绪、行为干预治疗过程和治疗监控,为患者康复营造良好的情感环境。

(三)出院前

1.提高患者的自我护理能力,促进患者恢复

(1)护理目标:根据患者疾病恢复情况,适当增加患者的活动量,患者掌握自我护理知识。

(2)护理措施

1)护士协助患者先在床边活动,根据体力耐受情况,逐渐增加活动强度,可在病室内走动,然后在走廊上活动。活动时间每次以 10～15 分钟为宜,做到劳逸结合。

2)指导患者学会自我观察病情:有无腹痛、腹胀以及性质;如有异常,应及时告知护士。

3)指导患者学会自我护理:皮肤护理、口腔清洁等。

2.做好出院前健康教育

(1)护理目标:使患者及家属掌握出院后的相关健康知识,促进疾病缓解,避免疾病复发。

(2)护理措施

1)告知患者及家属引起消化性溃疡致幽门梗阻复发的相关因素,包括:饮食、感染、作息习惯、精神心理因素以及维持治疗等,患者及家属均应熟知,并能自觉避免不良因素对疾病的影响。

2)出院用药指导:护士教会患者及家属如何正确服用各种药物、如何识别药物的不良反应,出现异常情况如恶心、呕吐、疲乏、头痛、发热、手脚发麻、排尿不畅等症状时要及时就诊。禁用能损伤胃黏膜的非甾

体药,质子泵抑制剂如泮托拉唑肠溶片要整片吞服,不要咀嚼咬碎。消炎药如克拉霉素有一定的胃肠道反应,与牛奶同服或进食后服用可减轻,饭后服药不影响吸收。

3)指导患者及家属定期来院复诊。

【安全提示】

1.慢性溃疡所引起的黏膜下纤维化,形成瘢痕性狭窄引起的幽门通过受阻,致使食物和胃液不能顺利地通过,这种梗阻属永久性,常需手术治疗。患者出院后定期复查就尤为重要。

2.少数 GU 可发生癌变,癌变率在 1% 以下。对长期 GU 病史,年龄在 45 岁以上,经严格内科治疗 4～6 周症状无好转,粪便隐血试验持续阳性者,应怀疑癌变,需要进一步检查和定期随访。

3.矫正失水与电解质紊乱是治疗幽门梗阻的首要问题,因为丢失胃酸多,存在不同程度的碱中毒。因此入院后可以先给生理盐水 2000ml,待尿量增加,便需加入氯化钾溶液 40～60mmol(1g 氯化钾含钾 13.3mmol),即 15% 氯化钾溶液 20～30ml;低钾性碱中毒严重者甚至每天应补充 6～8g 的氯化钾。水分的补充则用 5%～10% 葡萄糖溶液。按每天基础需要量 2500ml 计算,外加每天从胃管吸出的量和失水量的一部分。因此每天输入液体量,除按生化学测定结果输入适量的电解质溶液外,不足水分以葡萄糖液补充。其次,使扩张的胃经持续减压得到复原,炎症水肿消失,胃壁肌层的张力得以恢复。如梗阻为幽门痉挛或黏膜水肿所致,则于梗阻消除后,按溃疡病调节饮食和相应的药物。

4.当溃疡并发幽门梗阻时,应卧床休息、禁食,可输液以维持水、电解质和酸碱平衡。也可用抗胆碱药物以抑制胃液分泌和胃蠕动,延缓胃排空时间,有利于食物和抗酸剂中和胃酸的作用,可缓解症状。在幽门梗阻初期经胃肠减压治疗后有所改善,当不完全梗阻时,胃潴留量少于 250ml 时,则可开始吃清淡流质饮食;完全梗阻时应禁食。开始吃饭时,应给少量的米汤、藕粉等清淡流质食物,每次限 30～60ml,如无不适,可逐渐加至 150ml。凡有渣及牛奶等易产气的流质均不宜食用。病情稳定后,按溃疡病急性期饮食分阶段供给,但应限制脂肪,因梗阻患者多不能耐受脂肪。

5.积极有效地治疗溃疡病,防止出现痉挛性、水肿性和瘢痕性幽门狭窄而引起的梗阻。幽门梗阻的患者忌用抗胆碱能或抗毒蕈碱药物。可进清淡流质,凡有渣及牛奶等易产气的流质均不可食。不要饥饱无常,不吃生冷刺激、难消化食物。

【经验分享】

1.**患者的心理护理** 长期的溃疡病史、病情的反复发作和加重,使患者产生焦虑急躁情绪,对疾病的治疗失去信心。因此,以情绪干预的方式实施对患者的心理护理,有利于患者病情的缓解。如:护士自身用良好的情绪去感化患者,使患者处于一种松弛状态;让患者观察、总结引起自身病情加重的精神、心理方面的因素,注意避免其影响;帮助患者学会自我调节,学会应对不良生活事件、干预负性情绪的方法和技巧等。

2.**实施饮食护理** 不正确的饮食结构是导致消化性溃疡致幽门梗阻的危险因素之一。因此,护士在为患者进行饮食护理时,要从预防疾病复发角度正确实施饮食指导。包括:告知患者大量摄入蛋白质(主要是肉类、蛋、奶)、脂肪和高糖的食物可以增加复发的危险,而调整高蛋白、脂肪及高糖食物的摄入量可减少复发;另外拔除胃管后当日可少量饮水或米汤;第 2 日进半量流质饮食;第 3 日进全量流质;若进食后无腹痛、腹胀等不适,第 4 日可进少渣半流质饮食,以稀饭为好;第10～14 日可进软食。少食牛奶、豆类等产气食物,忌生、冷、硬和刺激性食物。注意少量多餐,开始时每日 5～6 餐,以后逐渐减少进餐次数并增加每次进餐量,逐步恢复正常饮食。

3.**预防并发症** 鼓励患者病情稳定后早期活动可促进胃肠蠕动,预防肠粘连,可增加肌肉收缩力,防止肌肉萎缩和关节僵直,避免骨突处组织受压过久而发生压疮;还可增加肺通气量,避免肺泡萎缩,有利于气管内分泌物排出,预防坠积性肺炎、肺不张;还可加强心肌收缩力,增加心搏量,改善血液循环,从而增加局部组织灌流量。保持心情舒畅,注意劳逸结合,3 个月内避免重体力劳动。向患者解释并强调溃疡的治愈需靠长期的配合。定期门诊复查。

4.胃肠减压的注意事项　在进行胃肠减压前,应详细检查胃管是否通畅,减压装置是否密闭,吸引管与排水管连接是否准确等。如减压效果不好,应仔细检查发生故障的原因并及时排除。减压期间应禁止进食和饮水,如必须经口服药者,应在服药后停止减压 2 小时。为保持减压管的通畅,应定时用温开水冲洗胃管,以免堵塞。根据每日吸出液体量的多少,应适当补充液体,以维持水、电解质的平衡。电动吸引器的收集瓶或负压引流装置内吸出的液体应及时倒掉或更换,液面不可超过瓶子的 2/3。病情好转,肠蠕动恢复或开始排气后,可停止胃肠减压。

第二节　胃炎护理

胃炎是指任何病因引起的胃黏膜炎症,常伴有上皮损伤和细胞再生。胃炎是最常见的消化道疾病之一。按临床发病的缓急和病程的长短,一般分为急性胃炎和慢性胃炎。

一、急性胃炎

急性胃炎是指不同病因引起的急性胃黏膜炎症。内镜检查可见胃黏膜充血、水肿、出血、糜烂等一过性病变。病理组织学特征为胃黏膜固有层见到以中性粒细胞为主的炎症细胞浸润。

急性胃炎主要包括:①急性幽门螺杆菌(Hp)感染引起的急性胃炎,常为一过性的上腹部症状,多不为患者注意。感染幽门螺杆菌后,如不予治疗,幽门螺杆菌感染可长期存在并发展为慢性胃炎。②除幽门螺杆菌之外的病原体感染及（或）其毒素对胃黏膜损害引起的急性胃炎。③急性糜烂出血性胃炎，它是由各种病因引起的、以胃黏膜多发性糜烂为特征的急性胃黏膜病变，常伴有胃黏膜出血，可伴有一过性浅溃疡形成，临床常见，需要积极治疗，是本节讨论的重点。

【病因与发病机制】

引起急性糜烂出血性胃炎的常见病因有：

1.药物　最常见的是非甾体类抗炎药（NSAIDs），如阿司匹林、吲哚美辛等所致。机制可能是通过抑制环氧化酶的作用而抑制胃黏膜生理性前列腺素的产生，削弱其对胃黏膜的保护功能；其他如某些抗肿瘤药、口服氯化钾或铁剂、激素等均可直接损伤胃黏膜。

2.应激　严重创伤、大手术、大面积烧伤、败血症、多器官功能衰竭、中枢神经系统损伤等应激状态可引起急性胃黏膜病变，胃黏膜糜烂、出血，甚至发生急性溃疡并发大量出血。可能机制是应激状态下胃黏膜微循环不能正常运行而造成黏膜缺血、缺氧，由此可导致胃黏膜黏液和碳酸氢盐分泌不足、局部前列腺素合成不足、上皮再生能力减弱等改变，从而使胃黏膜屏障受损和 H^+ 反弥散进入黏膜。

3.乙醇　具亲酯性和溶脂能力，高浓度乙醇可直接破坏胃黏膜屏障。

【临床表现】

由于病因不同，急性胃炎的临床表现不尽一致，轻者可无明显症状。上腹痛、恶心、呕吐和食欲减退是急性胃炎的常见症状。原发病症状严重者，上述表现可为原发病所掩盖而忽视。急性糜烂出血性胃炎患者常以突然发生的呕血和（或）黑便而就诊，出血量大小不一，常呈间歇性发作，可自行停止。

【辅助检查】

1.粪便检查　大便隐血试验可阳性。

2.内镜检查　确诊的必备条件。宜在出血发生后24～48小时内进行，因病变（特别是 NSAIDs 或乙醇引起者）可在短期内消失，延迟内镜检查可能无法确定出血病因。

【诊断要点】

近期服用 NSAIDs 等药物、严重疾病状态或大量酗酒者,如出现呕血和(或)黑便应考虑急性糜烂出血性胃炎的可能,但确诊有赖于胃镜检查。

【治疗要点】

主要针对原发病和病因采取防治措施。对处于急性应激状态的上述严重疾病状态的患者,除积极治疗原发病外,应常规给予抑制胃酸分泌药或黏膜保护剂作为预防措施。药物引起者须立即停用该类药物。对已发生上消化道大出血者,按上消化道出血治疗原则采取综合措施进行治疗。常用 H_2 受体拮抗剂、质子泵抑制剂抑制胃酸分泌,硫糖铝和米索前列醇等保护胃黏膜。

【护理要点】

1.心理护理　　评估病人对疾病的认识程度;鼓励病人对其治疗、护理计划提问,了解病人对疾病的病因、治疗及护理的认识,帮助病人寻找并及时去除发病因素,控制病情发展。

2.休息与活动　　病人应注意休息,减少活动,对急性应激造成者应卧床休息。同时应做好病人的心理疏导,解除其精神紧张,保证身、心两方面得以充分休息。

3.饮食护理　　进食应定时、定量,不可暴饮暴食,避免辛辣刺激食物,一般进少渣、温凉半流质饮食。如有少量出血可给牛奶、米汤等流质以中和胃酸,有利于黏膜的修复。急性大出血或呕吐频繁时应禁食。

4.用药护理　　指导正确使用阿司匹林、吲哚美辛等对胃黏膜有刺激的药物,必要时应用制酸剂、胃黏膜保护剂预防疾病的发生。

5.健康教育　　根据病人的病因、具体情况进行指导,如避免使用对胃黏膜有刺激的药物,必须使用时应同时服用制酸剂。进食有规律,避免过冷、过热、辛辣等刺激性食物及浓茶、咖啡等饮料。嗜酒者应戒除,防止乙醇损伤胃黏膜。注意饮食卫生,生活要有规律,保持轻松愉快的心情。

二、慢性胃炎

慢性胃炎是由各种病因引起的胃黏膜慢性炎症。主要组织病理学特征是炎症、萎缩和肠化生。发病率高,且随年龄增长而增高,约占接受胃镜检查的门诊病人中的 80%～90%。男性稍多于女性。

【病因与发病机制】

慢性胃炎的病因目前还未完全阐明,认为与下列因素有关:

1.幽门螺杆菌感染 现认为 Hp 感染是慢性胃炎最主要的病因。Hp 在慢性胃炎的检出率高达 80%～90%。Hp 可以造成黏膜上皮细胞的变性坏死及黏膜的炎症反应。Hp 的抗原物质还能引起宿主对于黏膜的自身免疫反应。

2.自身免疫反应 部分慢性胃炎患者血液中能检测到壁细胞抗体(PCA)和内因子抗体(IFA),说明慢性胃炎与自身免疫具有密切关系。这些自身抗体与壁细胞结合后,在补体的参与下,破坏壁细胞,壁细胞数目减少,最终造成胃酸分泌缺乏,维生素 B_{12} 吸收不良,导致恶性贫血。自身免疫性胃炎还可伴有其他自身免疫病如桥本甲状腺炎、白癜风等。

3.十二指肠液返流 幽门括约肌松弛或胃部手术胃肠吻合后,十二指肠液易发生返流,其中的胆汁和胰酶可以造成胃黏膜的损伤,产生炎症。

4.其他 研究发现慢性胃炎还与遗传、年龄、吸烟、饮酒、环境、饮食习惯等因素有关。如水土中含过多硝酸盐、微量元素比例失调等均可增加慢性胃炎发生的危险性并影响其转归。饮食中高盐和缺乏新鲜蔬菜水果与胃黏膜萎缩、肠化生以及胃癌的发生密切相关。

【临床表现】

目前我国临床上仍将慢性胃炎分为慢性浅表性和慢性萎缩性两

类。根据炎症分布部位分为 A、B 两型。病变常局限于胃窦部,而胃体黏膜基本正常,称为胃窦胃炎,又称 B 型胃炎;少数病例炎症局限于胃体或胃底,称为胃体胃炎,又称 A 型胃炎。

慢性胃炎起病隐匿,症状多无特异性。症状的轻重与病变的严重程度无密切关系,而与病变是否处于活动期有关。由幽门螺杆菌引起的慢性胃炎多数患者无症状,有症状者表现为上腹痛、饱胀不适,以餐后明显,有时伴嗳气、反酸、恶心、呕吐。少数患者可有上消化道少量出血的表现。自身免疫性胃炎患者可伴有畏食、贫血、体重减轻等症状。恶性贫血患者尚有舌炎、四肢感觉异常等表现。

慢性胃炎除了上腹可有轻压痛外,一般无明显的腹部体征。

【辅助检查】

1.**内镜及胃黏膜活组织检查**　二者结合是诊断慢性胃炎的最可靠方法,可通过活检确定胃炎的病理类型,并能检测幽门螺杆菌。按悉尼标准,慢性胃炎的胃镜表现可分类为:充血渗出性胃炎、平坦糜烂性胃炎、隆起糜烂性胃炎、萎缩性胃炎、出血性胃炎、反流性胃炎、皱襞增生性胃炎七种。

浅表性胃炎表现为黏膜充血与水肿混杂出现,镜下呈红白相间,以红为主,表面附着灰白色分泌物,可见局限性出血点和糜烂。萎缩性胃炎黏膜多苍白或灰白色,黏膜变薄,可透见黏膜下血管纹,皱襞细平,常见糜烂出血灶;局部可见颗粒状或结节状上皮增生。

2.**幽门螺杆菌检测**　对活检标本检测幽门螺杆菌,可采取快速尿素酶检查和胃黏膜涂片、组织切片、培养等,以增加诊断的可靠性。根除幽门螺杆菌治疗后,可在胃镜复查时重复上述检查,亦可采用非侵入性检查,如^{13}C 或^{14}C 尿素呼气试验。

3.**血清学检查**　自身免疫性胃炎血清促胃泌素水平常明显升高,血清中可测得 PCA 和 IFA。多灶萎缩性胃炎时,血清促胃泌素水平正常或偏低。

【诊断要点】

慢性胃炎无特异性临床表现,确诊依赖于胃镜和黏膜活检。Hp检查、免疫学检查有助于病因学分析。消化性溃疡、胃癌、胃肠神经官能症、慢性胆囊炎都可以表现为上腹不适,胃镜和胆囊B超可以鉴别。

【治疗要点】

1.*抗菌治疗*　绝大多数慢性活动性胃炎患者胃黏膜中可检出幽门螺杆菌,而根除幽门螺杆菌可使胃黏膜炎症消退。2006年中国慢性胃炎共识意见,建议根除幽门螺杆菌特别适用于:①伴有胃黏膜糜烂、萎缩及肠化生、异型增生者;②有消化不良症状者;③有胃癌家族史者。

2.*保护胃黏膜*　氢氧化铝凝胶、复方氢氧化铝片、硫糖铝等可保护胃黏膜不受NSAID和胆汁的侵害;但是,A型胃炎不宜用抗酸药,对于低胃酸分泌的B型胃炎,不提倡摄入醋类酸性饮食,反而要应用抗酸药以减少H^+的反弥散。

3.*对症处理*　对症处理是慢性胃炎药物治疗不可缺少的部分,可改善症状,树立治疗的信心。胃肠动力药如多潘立酮或西沙必利对于腹胀、恶心、呕吐、腹痛具有明显的疗效;助消化药有相似疗效,如乳酶生、多酶片、干酵母片、健胃消食片等均可选用;恶性贫血者应予维生素B_{12}注射。

4.*异型增生的治疗*　慢性胃炎进一步发展,胃上皮或化生的肠上皮在再生过程中发生发育异常,可形成异型增生,表现为细胞异型性和腺体结构的紊乱,异型增生是胃癌的癌前病变,应予高度重视。对轻度异型增生除给予上述积极治疗外,关键在于定期随访。补充多种维生素及微量元素对于逆转黏膜肠化生和不典型增生有一定效果。重度异型增生则宜予预防性手术,目前多采用内镜下胃黏膜切除术。

【护理要点】

1.*起居护理*　慢性胃炎急性发作时应卧床休息,注意上腹部保暖。慢性胃炎恢复期,病人生活要有规律,注意劳逸结合,避免过度劳累。

2.*疼痛护理*　遵医嘱给予局部热敷、按摩或给止痛药、抗酸药等缓解上腹部的疼痛,同时应安慰、陪伴病人以使其精神放松,增强对疼痛的耐受力。还可采取中医方法止痛:①熨敷:食盐适量炒热,敷熨胃痛部位,用治胃寒作痛。②推拿:用拇指在患者中脘、内关、足三里和至阳重压揉按,用力由轻至重,由重到轻,脘痛缓解后再按压5min。适用于胃脘痛诸证。③刮痧:在患者上脘、中脘、下脘部和胸骨柄及脊椎两侧,适用于胃脘痛实证、热证。④针刺:主穴常取合谷、内关、中脘、足三里、公孙。寒邪客胃和脾胃虚寒者,加灸。⑤耳针:取穴神门、胃、交感、十二指肠、肝、脾。每次选用3~5个穴,毫针轻中度刺激,也可用王不留行贴压。⑥探吐:食滞胃脘胀满疼痛欲吐者,可用盐汤探吐以涌吐宿食,缓解胃痛。

3.饮食护理　慢性胃炎患者应慎饮食。急性发作期少量多餐,一般进少渣、温热、清淡的流质或半流饮食为宜。恢复期鼓励患者进食易消化食物,定时进餐,细嚼慢咽,减轻胃部负担为原则。不暴饮暴食,避免辛辣、生冷等刺激性食物。如胃酸缺乏者食物应完全煮熟后食用,可酌情食用酸性食物如山楂、食醋等;胃酸高者应避免刺激性食物,如烟酒、浓茶、甜腻之品。可结合中医辨证选食:易食滞腹胀者平素可选食宽中和胃消食之品,如萝卜、山楂、柑橘等;喜温者可适量补充温中健脾之品,如牛奶、鸡蛋、大枣、山药、生姜、饴糖等;舌红少津者宜多食益胃生津之品,如梨、甘蔗或石斛、麦冬煎汤代茶饮。

4.心理护理　精神因素也与慢性胃炎消化不良症状的发生密切相关。对产生焦虑不安的患者,应评估焦虑的程度,帮助患者降低现存的焦虑水平,提供安全和舒适的环境,减少对感官的刺激。表现出对患者的理解和同情,谈话时语速要缓慢,态度要和蔼,不与患者进行争辩。指导放松疗法,如深呼吸、按摩、热水浴等。如果焦虑症状明显,可遵医嘱给予对症治疗的药物。

5.健康教育

(1)介绍本病有关的病因,指导患者避免诱发因素,注意生活规律,劳逸结合,保持良好心态。

（2）保持口腔清洁，避免咽、喉、口腔病灶细菌或病毒侵入胃内，引起细菌或病毒的感染。

（3）注意饮食调理和饮食卫生，多吃新鲜蔬菜、水果，尽量少吃或不吃烟熏、腌制食物。忌浓茶、咖啡、过冷、过热、粗糙和刺激性食物。

（4）对嗜烟酒病人应向其讲明危害，可与病人及家属共同制订。定戒烟戒酒计划，让家属监督该计划的实施。

（5）指导患者遵医嘱服药，并介绍出院后常用药物的名称、药物作用，服用的剂量、方法及时间。服用对胃有刺激性的药物，如阿司匹林等非甾体类抗炎药物时，需餐后服用，减少药物对胃的刺激。中成药如健胃消食片、午时茶、保和丸等均有助运化，家中可常备。

（6）慢性萎缩性胃炎可有 10％病人转为胃癌，患者要坚持定期复诊，特别是胃黏膜异型增生者，应定期胃镜检查。

第三节　胃癌护理

胃癌系源于上皮的恶性肿瘤，即胃腺癌。它是我国最常见的恶性肿瘤之一，居消化道肿瘤死亡原因的首位。胃癌是全球性疾病，在不同人种中，不同地区间和同一地区不同时期发病率都有较大差异。男性居多，男女之比约为 2：1。发病以中老年居多，55～70 岁为高发年龄段。

【病因与发病机制】

胃癌的确切病因尚未阐明，但已认识到多种因素影响了胃黏膜上皮细胞的增殖与凋亡之间的动态平衡，即癌基因被激活，抑癌基因被抑制。

1.环境和饮食因素　某些环境因素，如火山岩地带、高泥碳土壤、水土含硝酸盐过多、微量元素比例失调或化学污染可直接或间接经饮食途径参与胃癌的发生。流行病学研究提示，多吃新鲜水果和蔬菜、乳品、蛋白质，可降低胃癌的发生。经常食用霉变食品、咸菜、腌制烟熏食品,以及过多摄入食盐,可增加发生胃癌的危险性。

2.幽门螺杆菌感染　　胃癌可能是 Hp 长期感染与其他因素共同作用的结果,Hp 导致的慢性炎症有可能成为一种内源性致突变原;Hp 的某些代谢产物可能促进上皮细胞变异;Hp 还原亚硝酸盐,而 N-亚硝基化合物是公认的致癌物。

3.遗传因素　　胃癌有明显的家族聚集倾向,家族发病率高于人群2～3 倍。浸润型胃癌有更高的家族发病倾向,这提示致癌物质对有遗传易感者更易致癌。

4.癌前状态　　分为癌前疾病和癌前病变,前者是指与胃癌相关的胃良性疾病,如慢性萎缩性胃炎、胃息肉、胃溃疡、残胃炎等有发生胃癌的危险性;后者是指较易转变为癌组织的病理学变化,如肠型化生、异型增生。

【临床表现】

根据胃癌的进程可分为早期胃癌和进展期胃癌。早期胃癌是指病灶局限且深度不超过黏膜下层的胃癌而不论有无局部淋巴结转移。进展期胃癌深度超过黏膜下层,已侵入肌层者称中期,侵及浆膜或浆膜外者称晚期胃癌。

1.早期胃癌　　早期胃癌多无症状,或者仅有一些非特异性消化道症状,无明显体征。因此,仅凭临床表现,诊断早期胃癌十分困难。

2.进展期胃癌　　随着病情的进展可出现由于胃癌引起的症状和体征。

(1)上腹痛:最早出现。腹痛可急可缓,开始仅为上腹饱胀不适,餐后更甚,继之有隐痛不适,偶呈节律性溃疡样疼痛,但这种疼痛不能被进食或服用制酸剂缓解。在上腹部可扪及肿块,有压痛,肿块多位于上腹偏右相当于胃窦处。

(2)食欲减退:此症状多伴随上腹痛症状发生,常很明显,表现为纳差、厌食、体重进行性减轻。胃壁受累时,患者常有早饱感及软弱无力。

(3)其他:贲门癌累及食管下段时可出现吞咽困难,溃疡型胃癌出血时可引起呕血或黑便,胃窦癌可引起幽门梗阻。胃癌转移至肝脏可引起肝区疼痛、黄疸和腹水;转移至肺及胸膜可发生咳嗽、胸痛、呼吸困难等或出现胸腔积液;肿瘤透入胰腺时可出现背部放射性疼痛。某些胃癌患者可以出现副癌综合征,包括反复发作的表浅性血栓静脉炎(trousseau 征)及黑棘皮症,皮肤褶皱处有过度色素沉着,尤其是双腋下;皮肌炎、膜性肾病、累及感觉和运动通路的神经肌肉病变等。胃癌的转移有 4 条途径,通常以淋巴转移和直接蔓延为主,在晚期也可经血行转移。此外,癌细胞可以直接种植于腹腔内。淋巴结转移是胃癌扩散的重要途径,而且发生较早,胃的淋巴系统与左锁骨上淋巴结相连接,转移到该处时特称 Virchow 淋巴结。

3.并发症　胃癌可出现大出血、贲门或幽门梗阻以及胃穿孔等主要并发症。

【辅助检查】

1.内镜检查　内镜检查结合黏膜活检,是目前最可靠的诊断手段。对早期胃癌,内镜检查更是最佳的诊断方法。

2.X 线钡餐检查　特别是气钡双重对比造影技术对胃癌的诊断仍然有较大的价值。

3.血常规检查　缺铁性贫血较常见,系长期失血所致。

4.粪便隐血试验　常呈持续阳性,有辅助诊断意义。

5.肿瘤血清学检查　如血清癌胚抗原(CEA)可能出现异常,对诊断胃癌的意义不大,也不作为常规检查。但这些指标对于监测胃癌术后情况有一定价值。

【诊断要点】

胃癌的诊断主要依据内镜检查加活检以及 X 线钡餐。早期诊断是根治胃癌的前提。对下列情况应及早和定期内镜检查:①40 岁以上,特别是男性,近期出现消化不良、呕血或黑便者;②慢性萎缩性胃炎伴胃酸缺乏,有肠化或不典型增生者;③良性溃疡但胃酸缺乏者;④胃溃疡经正规治疗 2 个月无效,X 线钡餐提示溃疡增大者;⑤X 线发现大于

2cm 的胃息肉者,应进一步做内镜检查;⑥胃切除术后 10 年以上者。

【治疗要点】

1.手术治疗　外科手术切除加区域淋巴结清扫是目前治疗胃癌的唯一有可能根治的手段。手术效果取决于胃癌的分期、浸润的深度和扩散范围。早期胃癌首选手术,对那些无法通过手术治愈的患者,部分切除仍然是缓解症状最有效的手段。

2.内镜下治疗　早期胃癌可在内镜下行电凝切除或剥离切除术(EMR 或 EPMR)。如癌变累及到根部或表浅型癌肿侵袭到黏膜下层,需追加手术治疗。

3.化学治疗　化学治疗是胃癌综合性治疗的重要组成部分,主要作为手术的辅助治疗及晚期、复发患者的姑息治疗。化疗药物有氟尿嘧啶及氟尿嘧啶衍生物、丝裂霉素 C、阿霉素、顺铂、阿糖胞苷、依托泊苷、卡培他滨、奥沙利铂、伊立替康等。目前多采用联合化疗,联合化疗方案种类繁多,一般以氟尿嘧啶和丝裂霉素 C 为基本药,可以采取口服或静脉途径给药。

4.疼痛治疗　疼痛治疗的目的是不仅缓解疼痛,还要预防疼痛的发生(即持续地控制疼痛)。治疗疼痛有药物治疗和非药物治疗两大类。

5.其他治疗方法　体外实验提示,生长抑素类似物及 COX-2 抑制剂能抑制胃癌生长,但对人类治疗尚需进一步临床研究。支持、免疫治疗能够增强患者体质,提高免疫力。

【护理要点】

1.一般护理　早期胃癌经过治疗后可从事轻体力工作,但应避免劳累。中、晚期患者则多卧床静养,避免体力消耗。保持环境安静、舒适,减少不良刺激。长期卧床的患者,应鼓励其进行深呼吸和有效咳嗽,定时更换体位,以防止肺炎及肺不张。鼓励患者多进食,给予适合患者口味的高热量、高蛋白易消化饮食,可少量多餐。对有吞咽困难者及不能进食的中晚期患者,遵医嘱给予胃肠外营养,以维持机体营养平衡。

2.病情观察 胃癌疼痛时,应密切观察疼痛的部位、性质、程度,有无伴随恶心、呕吐、消化道出血,有无进行性加重的吞咽困难及幽门梗阻等表现。如有突发腹部剧痛及腹膜刺激征,应怀疑急性穿孔,须及时通知医生并协助做好相关检查或术前准备。

3.用药护理 近年来,新一代的化疗药物被用于胃癌患者,提高了胃癌的治疗水平。这些化疗药物除了具有细胞毒性药物的一般副作用(静脉炎、胃肠反应、骨髓抑制、脱发等)外,也具有各自特殊的毒性反应,护士应做好相应的护理,使药物的毒性副作用降至最低。

(1)神经毒性:奥沙利铂骨髓抑制轻微,不产生心脏毒性,没有肾损害及听力损害,但周围神经损害是奥沙利铂最常见的副作用。神经毒性以急性、短暂的症状较为常见,并可能出现可逆的累积性的感觉神经异常,主要表现为四肢麻木、刺痛感,有时可以出现口腔周围、上消化道及上呼吸道的痉挛及感觉障碍。冷刺激可激发或加重急性感觉障碍及感觉异常。护理:

1)奥沙利铂必须用5％葡萄糖注射液溶解、稀释,禁用生理盐水、碱性制剂等一起使用,也不能用含铝的静脉注射器具,以免产生难溶物质及铂被铝氧化置换而增加其毒性。

2)化疗前必须向患者详细告知奥沙利铂的神经毒性,以利于患者观察发现,及时告知医务人员。

3)从用药之日起至用药周期结束,每天评估患者口周、肢端感觉及其他外周神经反应的程度及持续时间,做好记录,并及时反馈给医生。

4)指导患者化疗期间不能接触冷刺激,应使用温水洗脸、漱口及避免进食冷饮等,天气寒冷时在注射肢体远端置热水袋,热水袋温度低于50℃,并加棉被,穿贴身松软保暖衣服,戴手套等。

5)遵医嘱配合应用神经营养剂,如 $VitB_1$、$VitB_6$ 或复合维生素 B 等。

6)滴注奥沙利铂出现外渗禁止冷敷,以免诱发或加重毒副反应,可选用 5% GS 20ml＋地塞米松 5mg＋2%普鲁卡因 2ml 局部封闭,疗效较好。

(2)腹泻:胃癌患者接受 FOFIRI(伊立替康联合氟尿嘧啶)、XELIRI(伊立替康联合卡培他滨)方案治疗容易出现腹泻。腹泻分为急性腹泻和迟发性腹泻,多在化疗第一周期出现。

护理:

1)注药前嘱患者禁食 2h,遵医嘱给予预防性药物,如阿托品等。

2)一旦出现稀便即遵医嘱给予苯丁哌胺(易蒙停)抗腹泻治疗。

3)指导患者进食少渣、无刺激性饮食,鼓励多饮水,每日 3000ml以上。

(3)口腔黏膜炎:胃癌患者使用氟尿嘧啶时口腔黏膜损害发生率较高,护理如下:

1)指导患者进食高蛋白、高热量、细软、温度适宜,不含辛辣刺激性的食物,戒烟酒。

2)餐前、餐后及睡前及时漱口,清除食物残渣,宜用软毛牙刷及无刺激性牙膏刷牙,禁用牙签剔牙。

3)出现口腔黏膜炎时及时用生理盐水 250ml＋庆大霉素 8 万 U 与碳酸氢钠交替漱口;疼痛者可用庆大霉素与 $VitB_{12}$＋0.5%普鲁卡因交替漱口;在溃疡面上涂以 0.5%金霉素甘油或锡类散等促进溃疡愈合。

(4)手足综合征:手足综合征(HFS)也叫肢端红斑,目前已被证明是卡培他滨的剂量限制性毒性所致,有较高的发病率。按照美国国立癌症研究所(NCI)的分级标准分为 3 度,Ⅰ度:轻微的皮肤改变或皮炎(如红斑、脱屑)或感觉异常(如麻木感、针刺感、烧灼感),但不影响日常活动;Ⅱ度:皮肤改变伴疼痛,轻度影响日常活动,皮肤表面完整;Ⅲ度:溃疡性皮炎或皮肤改变伴剧烈疼痛,严重影响日常生活,明显组织破坏(如脱屑、水疱、出血、水肿)。护理:

1)做好关于化疗药物的健康宣教,促使患者自觉监测 HFS 症状和体征,减少 HFS 发生率和程度。

2)告知患者用药期间避免日光照射,洗浴时水温不可过高。穿宽松的衣服和舒适、透气的鞋袜,以避免对皮肤产生不必要的压迫;坐或躺在松软的表面上且尽可能抬高腿部促进血液回流,减轻水肿。

3)遵医嘱进行预防性治疗,口服大剂量 $VitB_6$ 预防治疗能减少 HFS 的发生。对于出现 HFS 的患者,给予大剂量 $VitB_6$ 治疗的同时保持患者皮肤湿润,可控制患者局部症状的加重。

4.对症护理

(1)吞咽困难:贲门癌患者出现吞咽困难时应评估患者进食梗阻的程度,是否仅在进食干燥食物时有哽噎感,还是逐步加重,甚至发展到进半流食、饮水都有困难。指导患者饮食以温热食物为宜,避免进食冷食及辛辣刺激性食物,以免引起食道痉挛,发生恶心呕吐,疼痛等。当患者出现哽噎感时,不要强行吞咽,否则会刺激局部癌组织出血、扩散、转移和疼痛。在哽噎严重时应进流食或半流食,对于完全不能进食的贲门癌患者,应采取静脉输注高营养物质以维持机体代谢需要。

(2)幽门梗阻:禁食,进行胃肠减压,遵医嘱静脉补充液体和营养物质。

5.心理护理 护士应及时了解患者及家属的心理状态,并给予心理上的安慰和支持。适时提供疾病治疗及检查的信息,及时解答患者及家属所提出的疑问。帮助患者面对现实,调整情绪,以积极的态度应对疾病。对采取了保护性隐瞒病情措施的患者,应与医生沟通,统一内容回答病人的疑问。对晚期患者要充满爱心,给予人文关怀,使患者能较安详、无憾有尊严地离开人世。

6.健康教育

(1)宣传与胃癌发生的相关因素,指导群众注意饮食卫生,避免或减少摄入可能的致癌物质,如熏烤、腌制和霉变食物。提倡多食富含维生素 C 的新鲜蔬菜、瓜果。

(2)防治与胃癌有关的疾病,如慢性萎缩性胃炎、胃息肉、胃溃疡等,定期随访并做内镜检查,以便及时发现癌变。

（3）重视可疑征象，对下列情况应深入检查并定期复查：原因不明的上腹部不适、隐痛、食欲不振及进行性消瘦，特别是中年以上者；原因不明的呕血、黑便或大便潜血阳性者；原有长期胃病史，近期症状加重者；中年既往无胃病史，短期出现胃部症状者；多年前因胃良性疾病做胃大部切除手术，近年又出现消化道症状者。

第三章　小肠疾病-克罗恩病护理

　　克罗恩病(CD)又称局限性肠炎、节段性肠炎或肉芽肿性肠炎,是一种原因不明的胃肠道慢性肉芽肿性炎症性疾病,病变呈节段性或跳跃式分布,可累及消化道任何部位,其中以末端回肠最为常见。临床以腹痛、腹泻、腹部包块、瘘管形成、肠梗阻为主要特征,且有发热、营养障碍和肠外表现等。病程多迁延,常有反复,不易根治。

　　本病在欧美发病率较高。美国的发病率及患病率大约为5/10万人口和90/10万人口,且种族差异较明显,黑人发病仅为白人的1/5。我国发病数较少,但有逐渐增高的趋势。男女患病率无显著差别,发病年龄多在15～30岁。

【病因与发病机制】

　　克罗恩病具体病因及发病机制迄今未明。目前认为本病可能是多种致病因素综合作用的结果,与免疫异常、感染和遗传因素具有相关性。

【病理】

　　克罗恩病是贯穿肠壁各层的增殖性病变,并侵犯肠系膜和局部淋巴结。病变局限于小肠(主要为末端回肠)和结肠者各占30%,二者同时累及占40%,常为回肠和右半结肠病变。克罗恩病病理变化分为急性炎症期、溃疡形成期、狭窄期和瘘管形成期(穿孔期)。本病的病变呈节段分布,与正常肠段相互间隔,界限清晰,呈跳跃的特征。急性期以肠壁水肿炎变为主;慢性期肠壁增厚、僵硬,受累肠管外形呈管状,其上端肠管扩张。黏膜面典型病变有:①深入肠壁的纵行溃疡即形成较为典型的裂沟,沿肠系膜侧分布。②卵石状结节。③肉芽肿:无干酪样变,有别于结核病。肠内肉芽肿系炎症刺激的反应,并非克罗恩病独有。④瘘管和脓肿。

【临床表现】

临床表现比较多样,与肠内病变的部位、范围、严重程度、病程长短以及有无并发症有关。典型病例多在青年期缓慢起病,病程常在数月至数年以上。活动期和缓解期长短不一,相互交替出现,反复发作中呈渐进性进展。少数急性起病,可有高热、毒血症状和急腹症表现,多有严重并发症。偶有以肛旁周围脓肿、瘘管形成或关节痛等肠外表现为首发症状者。

1.腹痛　阵发性痉挛性腹痛是该病最常见的症状,随着病程进展可表现为持续性钝痛。回肠病变常出现右下腹痛,进食后可加重。餐后腹痛与胃肠反射或肠内容物通过炎症、狭窄的肠段引起局部肠痉挛有关。腹痛也可由部分或完全性肠梗阻引起,并伴有肠梗阻的其他症状。腹腔内脓肿形成时出现持续性腹痛伴压痛。肠穿孔则全腹出现剧痛、腹肌紧张等表现。

2.腹泻　较常见且无脓血或黏液。约 40%～50% 的患者可有血便,出血部位主要为回肠和结肠。

3.腹部肿块　多位于右下腹和脐周。易与腹腔结核和肿瘤等混淆。由肠黏连、肠壁增厚、肠系膜淋巴结肿大、内瘘或局部脓肿形成所引起。

4.瘘管形成　这是克罗恩病的特征性表现之一。分内瘘、外瘘。内瘘指病变肠段与其他肠段、膀胱、输尿管、阴道或尿道等处形成交通;外瘘是指病变肠管与体表皮肤相通。合并肠瘘的患者常有腹腔脓肿,出现发热、腹痛和腹部包块。肛周病变如肛周脓肿和肛瘘是克罗恩病常见的并发症,有些患者甚至是因为反复的肛周脓肿、肛瘘或肛瘘手术后伤口经久不愈而就诊,经检查才发现为该病。

5.肠外表现　约见于 20% 的患者。以口腔黏膜溃疡、关节炎、皮肤结节性红斑及眼病多见。

6.全身表现　较多且明显。发热常见,常间歇出现,与肠道炎症活动及继发感染有关。其他有纳差、乏力、消瘦、贫血、低白蛋白血症等营养障碍表现。

7.并发症　肠梗阻最常见,其次是腹腔内脓肿,偶可并发急性肠穿孔、大量便血。累及直肠或结肠黏膜时可发生癌变。

【辅助检查】

1.内镜检查　内镜检查是明确诊断、排除其他疾病,以及监测治疗效果和了解复发的最重要手段。其典型表现是肠管节段性受累、铺路石样改变,肠黏膜溃疡、充血水肿和脓苔等改变,如果是手术后病情复发,常表现为肠吻合口溃疡。近年来随着胶囊内镜和推进式小肠镜的应用,克罗恩病的诊断率有了显著提高。推进式小肠镜不仅可以直视下诊断与活检,而且还可对狭窄肠道进行球囊扩张,对克罗恩病的诊断、分型及治疗起着重要的作用,是诊断克罗恩病必须进行的检查项目。活组织检查典型的病理改变为非干酪样肉芽肿,可见裂隙状溃疡,固有膜和黏膜下层淋巴细胞聚集,黏膜下层增宽,淋巴管扩张及神经节炎等。

2.全消化道钡餐检查　此项检查可帮助明确肠道病变性质、部位及范围。典型的 CD 钡餐影像为肠管节段性狭窄及黏膜皱襞消失,肠道铅管样改变、跳跃征、铺路石样改变等,合并肠内瘘时可有星芒征等改变。

3.CT 和 CT 小肠造影(CTE)检查　CT 和 CT 小肠造影也有助于帮助诊断,排除其他疾病,并明确病变程度、范围、是否有淋巴结肿大和腹腔脓肿等并发症。典型的改变是肠壁增厚、肠腔狭窄、肠系膜增厚和淋巴结肿大等。

4.血液学检查　血常规、血生化检查除可以反映是否存在感染、贫血、营养不良等并发症外,还可以反映治疗药物对机体的影响。C 反应蛋白(CRP)和血沉(ESR)是反映病情活动的重要指标;血清抗酿酒酵母抗体(ASCA)也是 CD 较为特异性的指标。

【治疗要点】

本病目前尚无根治疗法。治疗目的主要是控制病情,维持缓解,减少复发,防治并发症。

1.支持疗法　加强营养、纠正代谢紊乱、改善贫血和低白蛋白血症。补充多种维生素、叶酸以及铁、钙等矿物质。必要时可输血、血浆、白蛋白、复方氨基酸,甚至要素饮食或静脉内全营养(TPN)。

2.对症治疗　解痉、止痛、止泻和控制继发感染等也有助于症状缓解。应用阿托品等抗胆碱能药物,应警惕诱发中毒性巨结肠可能。

3.药物控制　包括氨基水杨酸制剂、糖皮质激素、免疫抑制剂、抗生素、氨甲蝶呤及生物制剂等。

4.外科手术　当克罗恩病药物治疗无效,出现腹部肿块、肠梗阻、肠穿孔、腹腔脓肿、瘘管形成时均可考虑手术治疗。但外科手术后,术后按要求服药,也无法避免复发。

【护理】

(一)入院时

1.护理目标　患者病情稳定,各项护理需求得到满足,对疾病知识有所掌握,同意使用生物制剂治疗。

2.护理措施

(1)准确评估患者的病情:①采用简化 Harvey-Bradshow 克罗恩病活动指数(CDAI)对患者进行评分,其 CDAI 评分为 8 分,为中度活动期。②观察患者生命体征的变化,测量体温、脉搏、呼吸 q4～6h,测量血压 qd。③观察腹痛的程度与性质。④观察腹泻的次数、性状与量。

(2)加强基础护理:①患者体温低热,指导其适量饮水,进流食或半流质饮食。卧床休息,协助生活护理。注意开窗通风,减少探视。②既往曾有肛周脓肿病史,指导患者保持肛周清洁卫生,便后用温水清洗肛周,为预防肛周感染,每天行温水坐浴和肛门热敷,以改善肛周血液循环,尽可能避免肛周病变发生。③做好口腔护理:每天观察患者口腔黏膜情况,注意有无新增的溃疡,原有的溃疡是否好转。为防止口腔出血和口腔溃疡损伤处细菌散播引起感染扩散,可指导患者用软毛牙刷或棉签刷牙,忌用牙签,必要时用牙线剔牙。协助患者餐后及定时用生理盐水与1:5000的呋喃西林溶液交替漱口,每天4次以上。避免食用油炸或质硬的食品,饮食要清淡少渣,以免刺激或损伤口腔黏膜。

(3)肠内与肠外营养护理:①肠内营养护理。遵医嘱给予患者口服肠内营养粉(AA)即维沃(80.4g),50ml/h。配制方法:将250ml温水倒入适量容器中,加入维沃,盖上盖振荡20秒,静置5~10分钟,颗粒充分溶解即可配制成300ml全浓度的维沃。观察有无用腹胀、腹痛和腹泻等不良反应。②肠外营养护理。遵医嘱给予患者静脉滴注脂肪乳氨基酸(17)葡萄糖注射液即卡文,是一种工业化全合一三腔袋,内装肠外全营养混合液1440ml,将氨基酸、葡萄糖、脂肪乳、电解质长期稳定不需冷藏地保存在一个容器的各腔室内,使用前开通腔室间的封条,将三个腔内的营养液混匀后即配制成"全合一"营养液。注意应建立一条静脉通路专门用来静脉滴注卡文,滴注速度不超过每小时3.7ml/kg,该患者体重50kg,以50gtt/min的速度静脉滴注,输注时间不要超过24小时。营养液混合后如未使用,在20~25℃下可储存48小时。

(4)心理护理:①评估患者的心理状态。由于克罗恩病病因不明,目前只能做到对症治疗或暂时终止疾病进展,而不能从根本上治愈该病或降低复发率和并发症的发生,加之患者病程长,病情复杂,在外院治疗中因对维持用药不耐受而自行中断了维持治疗,因此,患者有焦虑、恐惧的负性情绪。②护士应给予患者更多的情感投入和人性化的关爱,经常与患者沟通,使其认识到负性情绪与疾病的发展和转归密切相关,提高其自我调节情绪和心理应激的能力。③向患者及家属说明注射英夫利西单抗的意义、主要作用及安全性,以解除患者的紧张心理。根据患者的性格、职业、文化修养等不同,针对性地解除患者的思想顾虑,向其说明此药输注的目的是为了治疗疾病,缓解症状,与其他输液一样可能会出现不适和并发症,但概率较低,使患者既能放松接受治疗,又不盲目乐观。④由于英夫利西单抗价格较贵,患者对其治疗效果期望值往往很高,应向患者详细介绍其药理作用、优点及不良反应,使患者建立合理期望值。

(二)住院过程中

1.用药护理

(1)护理目标:保证患者的用药安全,观察并积极处理用药的不良反应,促进药物疗效最大程度的发挥,提高患者用药的依从性。

(2)护理措施

1)注射前患者的准备:①注射英夫利昔单抗时可能并发结核感染,所以注射前筛查患者是否有潜在的结核感染并且确认患者是否有结核感染的危险。检查抗核抗体谱排除自身抗体异常,检查肺CT、结核菌素纯蛋白衍生物(PPD)试验及结核相关化验排除活动性肺结核。患者无潜在结核菌感染的危险。②询问是否有发热、乙型肝炎、丙型肝炎,有无药物过敏史及心肺疾病,检查全身淋巴结是否有肿大。确保患者无发热、咳嗽等感冒症状,没有进行抗感染治疗,心功能良好。指导患者输液前必须进食。输注前遵医嘱为患者肌内注射异丙嗪25mg。

2)遵医嘱为患者使用英夫利昔单抗静脉滴注:在皮质类固醇激素(泼尼松48mg/d)及免疫抑制剂(硫唑嘌呤2mg/kg)用量维持不变的基础上,以0、2、6周输注3次,以后每8周输注1次维持治疗,使用剂量为5mg/kg。

3)药物保存:英夫利昔单抗1支100mg,为白色冻干粉,需在2~8℃低温避光干燥保存,不可冷冻,一旦溶解,药液必须立即使用,未用完的液体不能再储存使用。由于不含抗菌防腐剂,必须在配好后3小时内使用,以减少污染。

4)药液配制:为了保证药物活性,护士在从药房取回药物之后立即进行配药。使用配有21号(0.8mm)针头的注射器。将每瓶药用10ml无菌注射用水溶解。轻轻旋转药瓶,使药物充分溶解。在抽取和加入液体时,注射器内绝不能有空气。避免长时间或用力摇荡,严禁振荡。

如药瓶内的真空状态已被破坏，则该瓶药品不能使用。溶药过程中可能出现泡沫，静置 5 分钟后，泡沫会自行消失。从 250ml 生理盐水注射液袋中抽出与本品稀释后溶液相同的液体量丢弃，再将本品稀释后溶液全部注入该输液袋中，轻轻混合。配制好的溶液应为无色或淡黄色，泛乳白色光。配制过程中严格无菌操作。由于英夫利西单抗是一种蛋白质，溶液中可能会有一些半透明微粒。如果溶液中出现不透明颗粒、变色或其他物质，则不能继续使用。不应与其他药物同时进行输液。

5）药液输注：首先用 0.9％氯化钠注射液 100ml 排气，输液器使用统一的带有恒速调节器的输液管，并连接使用内置、无菌、无热原、低蛋白结合率的滤膜的精密过滤器，滤膜孔径≤1.2μm。然后选择相对粗、直的血管建立静脉留置针通道，滴注 0.9％氯化钠注射液 10 分钟后换上英夫利昔单抗，开始滴速宜慢，初始输注速度为 10ml/h，15 分钟后调至 20ml/h，30 分钟后调至 40ml/h，45 分钟后调至 80ml/h，60 分钟后调至 150ml/h，90 分钟后调至 250ml/h，120 分钟后结束英夫利昔单抗的输注，最后用 0.9％氯化钠注射液冲洗输液管，以减少药液浪费。

6）不良反应的评估与处理：①英夫利昔单抗的急性输液反应多数出现在输液过程中或输液结束后 2 小时内，症状包括发热、寒战、瘙痒、荨麻疹、头痛、头晕、恶心、胸痛、低血压、高血压或呼吸困难和喉头水肿等。有患者使用 1～14 天后，出现血清病样反应，也称为迟发性输液反应，症状包括肌痛伴发热、皮疹、头痛、咽喉痛、多关节痛、手及面部浮肿和/或吞咽困难。如发生输液反应，应立即通知医生采取适当措施，必要时停用。②输注过程中要加强巡视，询问患者的感受。观察穿刺处有无红肿、输液渗漏，注意有无上述症状发生。持续心电监护，床边备好急救物品，每 30 分钟测量 T、P、R、BP 直到输液结束后 2 小时。③患者在输注 1 小时后出现头痛，测血压为 110/68mmHg，心率 88 次/分，呼吸 23 次/分，立即给予低流量吸氧，遵医嘱暂停使用英夫利昔单抗，静脉滴注生理盐水,症状缓解后重新从初始速度开始滴注英夫利昔单抗,后输液结束未再出现不适。

(三)出院指导

1.护理目标　　提高患者在院外的自我护理能力和治疗依从性。

2.护理措施

(1)做好出院指导:①保持居室空气流通,避免到人多拥挤、空气浑浊的地方,避免接触上呼吸道感染患者,必要时佩戴口罩。②自我监测感染征象,每日测量体温,及时发现发热、咳嗽、咳痰等症状,并观察腹痛、腹胀情况、大便次数、体重情况等。如无腹痛、腹胀,大便次数减少,体重增加则为好的征兆。③接受手术或疫苗注射前应向医生咨询。④使用肾上腺糖皮质激素和免疫抑制剂治疗,应严格随诊,切勿自行加减药或停药而导致疾病复发或恶化。⑤戒烟,注意保暖,适当运动、保证充足的睡眠,保持乐观的心态。⑥指导患者认真记录下一次接受治疗的日期,告知连续治疗对疾病恢复的重要性,要定期来院治疗。⑦发放治疗手册给患者,手册上注明每次来院进行注射的时间、注意事项及联系电话。

(2)定期电话随访:①患者每8周来院输注英夫利昔单抗前3天,护士通过电话和短信通知患者,提醒其安排好工作和生活,准时来院进行治疗。②每月定期电话回访,回访内容包括:评估患者的病情;进行疾病相关知识、饮食、服药、休息、活动、心理疏导等内容的健康教育;解答患者关于疾病自我护理方面的问题。

【安全提示】

注意观察使用英夫利西单抗时除输液反应之外的其他药物不良反应:①感染:细菌性感染、分枝杆菌感染、侵袭性真菌感染和其他条件性感染都有可能发生。上支气管感染和泌尿系感染最常见。有增加激活潜在结核病的风险。治疗期间,如患者出现发热、体重下降、咳嗽等症状时,要及时通知医生,如确定有结核活动,则停用。②心脏:心包积液。③血液系统:粒细胞减少症、特发性血小板减少性紫癜、各类血细胞减少症、血栓性血小板减少性紫癜。④肝胆系统:肝细胞损害、肝炎、黄疸、自身免疫性肝炎和肝衰竭。⑤呼吸:间质性肺炎、肺纤维化。⑥皮肤:血管炎(多发于表皮)。

【经验分享】

1.饮食健康教育　指导患者饮食宜定时定量、少量多餐,食物不要过冷过热。食物烹调应以烩、蒸、煮、炖为主,少用或不用无营养价值的调味品,以避免刺激肠黏膜。各种食物要切碎制成软食。主食宜精细,如优质大米、精面粉等;禁食粗粮,如玉米面、小米、全麦粉等。辅食可选用鱼、瘦肉、鸡、新鲜肝脏等。活动期饮食以单一高蛋白饮食为主,并添加新鲜的蔬菜水果,但要将水果煮熟以后再食用。补充必要的维生素和微量元素,如 B 族维生素和锌。膳食纤维的供给以可溶性的果胶(水果中含有)和海藻酸钠(海带、紫菜中含有)为主,蔬菜可选用山药、土豆、胡萝卜等含粗纤维少的块茎类食物,也可选用茄果类的蔬菜如西葫芦、茄子等,禁食含粗纤维高的食物,如芹菜、韭菜、竹笋等。活动期禁饮牛奶、禁食蛋类。避免食用油炸食品和动物脂肪含量高的食物。

2.相应的护理干预

(1)轻度不良反应:患者出现皮肤红斑(瘙痒/荨麻疹)。一般减慢输液速度至 10ml/h 即可缓解。监测患者的生命体征,每 10 分钟 1 次,观察 20 分钟后如无异常可重新加快滴速至 20、40、80ml/h,每 15 分钟调节 1 次滴注速度。如果患者能够耐受,则继续输注。

(2)中度不良反应:患者表现为高血压或低血压、充血症状、胸痛、气促、体温增高、心悸等。需立即停止或减慢输注速度,遵医嘱给患者使用对乙酰氨基酚、苯海拉明等药物。监测生命体征,每 5 分钟 1 次,观察 20 分钟,并安抚患者紧张情绪。患者病情平稳后开始重新输注,调节输注速度为 10ml/h。如患者无不适,可加快输液速度至 20、40、80ml/h,每 15 分钟调节 1 次输液速度。

(3)重度不良反应:患者可出现非特异性症状如高热、寒战,以及呼吸急促、充血症状、喉鸣音、高血压或低血压、过敏反应、抽搐等。出现上述情况时应立即停止英夫利昔单抗的输注，更换生理盐水静脉滴注，做好抢救的准备。密切观察患者意识和生命体征变化，给予患者吸氧，遵医嘱使用激素抗过敏治疗，必要时予以镇静、吸痰。准备升压或降压药物，并做好患者的心理护理。

第四章　大肠疾病

第一节　溃疡性结肠炎护理

溃疡性结肠炎（UC）是一种病因不明的直肠和结肠慢性非特异性炎症性疾病。主要表现为腹泻、黏液脓血便、腹痛。病情轻重不等，多呈反复发作的慢性病程。本病可发生在任何年龄，多见于 20～40 岁，男女发病率无明显差别。

【病因与发病机制】

UC 是炎症性肠病（IBD）之一。IBD 的病因和发病机制尚未完全明确，目前认为这是由多因素相互作用所致，主要包括环境、遗传、感染和免疫因素。可概括为：环境因素作用于遗传易感者，在肠道菌丛的参与下，启动了肠道免疫及非免疫系统，最终导致免疫反应和炎症过程。已知肠道黏膜免疫系统异常反应所导致的炎症反应在 IBD 发病中起重要作用，可能由于抗原的持续刺激或（及）免疫调节紊乱，这种免疫炎症反应表现为过度亢进和难以自限。

UC 病变主要位于直肠和乙状结肠，限于黏膜与黏膜下层，呈连续性弥漫性分布。范围多自肛端直肠开始，逆行向近段发展，甚至累及全结肠及末段回肠。结肠炎症在反复发作的慢性过程中，可形成炎性息肉、瘢痕形成，黏膜肌层及肌层肥厚，使结肠变形缩短、结肠袋消失，甚至肠腔缩窄。少数患者发生结肠癌变。

【临床表现】

起病多数缓慢,少数急性起病,偶见急性暴发起病。病程呈慢性经过,多表现为发作期与缓解期交替,少数症状持续并逐渐加重。饮食失调、劳累、精神刺激、感染等多为本病发作或加重的诱因。临床表现与病变范围、病型及病期等有关。

1.消化系统表现

（1）症状

1）腹泻:见于绝大多数患者,黏液脓血便是本病活动期的重要表现。大便次数及便血的程度反映病情轻重,轻者每日排便 2～4 次,便血轻或无;重者每日可达 10 次以上,脓血显见,甚至大量便血。粪质亦与病情轻重有关,多数为糊状,重可至稀水样。病变限于直肠或累及乙状结肠患者,除可有便频、便血外,偶尔有便秘,这是病变引起直肠排空功能障碍所致。

2）腹痛:一般有轻度至中度腹痛,多为左下腹或下腹的阵痛,亦可涉及全腹。有疼痛,便意—便后缓解的规律,常有里急后重。若并发中毒性巨结肠或炎症波及腹膜,有持续性剧烈腹痛。

3）其他症状:可有腹胀,严重病例有食欲不振、恶心、呕吐。

（2）体征:轻、中型患者仅有左下腹轻压痛,有时可触及痉挛的降结肠或乙状结肠。重型和暴发型患者常有明显压痛和鼓肠。若有腹肌紧张、反跳痛、肠鸣音减弱应注意中毒性巨结肠、肠穿孔等并发症。

2.全身表现　　全身表现多在中、重型患者活动期,常有低度至中度发热,高热多提示合并症或见于急性暴发型。重症或病情持续活动可出现乏力、消瘦、贫血、低蛋白血症、水与电解质平衡紊乱等表现。

3.肠外表现　　如外周关节炎、结节性红斑、巩膜外层炎、口腔复发性溃疡等这些表现在结肠炎控制或结肠切除后可以缓解或恢复;强直性脊柱炎、原发性硬化性胆管炎及少见的淀粉样变性等,可与溃疡性结肠炎共存,但与溃疡性结肠炎本身的病情变化无关。

4.临床分型　　根据病程,本病可分为初发型、慢性复发型、慢性持续型及急性暴发型,各型可相互转化,以慢性复发型最多见。根据病情程度,本病分为:①轻度:腹泻每日 4 次以下,便血轻或无,无发热、脉速,贫血无或轻,血沉正常;②重度:腹泻每日 6 次以上,并有明显黏液脓血便,体温＞37.5℃、脉搏＞90 次/分,血红蛋白＜100g/L,血沉＞30mm/h,清蛋白＜30g/L,短期内体重明显下降;③中度:介于轻度与重度之间。

5.并发症

(1)中毒性巨结肠:多发生在暴发型或重症患者。常因低钾、钡剂灌肠、使用抗胆碱能药物或阿片类制剂而诱发。临床表现为病情急剧恶化,毒血症明显,有脱水与电解质平衡紊乱,出现鼓肠、腹部压痛,肠鸣音消失。血常规白细胞计数显著升高。X 线腹部平片可见结肠扩大,结肠袋形消失。易引起急性肠穿孔,预后差。

(2)直肠结肠癌变:多见于广泛性结肠炎、幼年起病而病程漫长者。

(3)其他并发症:肠大出血在本病发生率约 3%。肠穿孔多与中毒性巨结肠有关。肠梗阻少见。

【辅助检查】

1.血液检查　可有不同程度的贫血。白细胞计数在活动期可有增高。血沉加快和 C 反应蛋白增高是活动期的标志。严重者血清白蛋白下降。

2.粪便检查　常有黏液脓血便,镜检见红细胞和脓细胞,急性发作期可见巨噬细胞。常规结合粪便病原学检查排除感染性结肠炎

3.自身抗体检测　血中外周型抗中性粒细胞胞浆抗体(ANCA)和抗酿酒酵母抗体(ASCA)分别为 UC 和克罗恩病(CD)的相对特异性抗体,同时检测这两种抗体有助于 UC 和 CD 的诊断和鉴别诊断。

4.结肠镜检查　首选。应做全结肠及回肠末段检查,确定病变范围,并取活组织检查。本病病变呈连续性、弥漫性分布,从肛端直肠开始逆行向上扩展,内镜下所见有:①黏膜血管纹理模糊、紊乱或消失、充血、水肿、易脆、出血及脓性分泌物附着,并常见黏膜粗糙,呈细颗粒状;

②病变明显处见弥漫性糜烂和多发性浅溃疡;③慢性病变见假息肉及桥状黏膜,结肠袋变浅、变钝或消失。黏膜活检组织学见弥漫性慢性炎症细胞浸润,活动期表现为表面糜烂、溃疡、隐窝炎、隐窝脓肿;慢性期表现为隐窝结构紊乱、杯状细胞减少和潘氏细胞化生。

5.X线钡剂灌肠检查　　无条件做结肠镜检查时可选用。重型或暴发型病例不宜做钡剂灌肠检查,以免加重病情或诱发中毒性巨结肠。

【诊断要点】

临床表现具有持续或反复发作腹泻和黏液脓血便、腹痛、里急后重,伴有(或不伴)不同程度全身症状者,结合结肠镜检查或X线钡剂灌肠检查有本病特征性改变者,可诊断本病。初发病例、临床表现、结肠镜改变不典型者,暂不作出诊断,须随访3～6个月,观察发作情况。

【治疗要点】

治疗目的是控制急性发作,维持缓解,减少复发,防治并发症。

1.一般治疗　　强调休息、饮食和营养。腹痛、腹泻时酌情使用抗胆碱能药物或止泻药如地芬诺酯(苯乙哌啶)或洛哌丁胺,但重症患者应禁用,因有诱发中毒性巨结肠的危险。重症有继发感染者,应给予广谱抗生素,静脉给药,合用甲硝唑对厌氧菌感染有效。

2.氨基水杨酸制剂　　柳氮磺吡啶(SASP)一般作为首选药物。该药适用于轻、中度患者或重度经糖皮质激素治疗已有缓解者。该药口服后大部分到达结肠,经肠菌分解为5-氨基水杨酸(5-ASA)与磺胺吡啶,前者是主要有效成分,其滞留在结肠内与肠上皮接触而发挥抗炎作用。用药方法:4g/d,分4次口服。病情完全缓解后可逐渐减量为2g/d或3～4g/d,分次日服,至少维持3年。对SASP不能耐受者可口服5-ASA控释剂,如美沙拉嗪、奥沙拉嗪和巴柳氮。病变局限在直肠-乙状结肠或直肠者,适用于5-ASA的灌肠剂或栓剂。

3.糖皮质激素　　适用于对氨基水杨酸制剂疗效不佳的轻、中度患者,特别适用于重度患者及急性暴发型患者。一般予口服泼尼松40～60mg/d;重症患者先给予较大剂量静脉滴注,如氢化可的松

300mg/d、甲泼尼龙 48mg/d 或地塞米松 10mg/d,7～10 天后改为口服泼尼松 60mg/d。病情缓解后以每 1～2 周减少 5～10mg 用量至停药。减量期间加用氨基水杨酸制剂逐渐接替激素治疗。病变局限在直肠-乙状结肠者,也可用激素加生理盐水作保留灌肠,以减少全身不良反应。

4.免疫抑制剂 对激素治疗效果不佳或对激素依赖者,可试加用硫唑嘌呤或巯嘌呤。

5.手术治疗 内科治疗无效,有严重合并症(并发大出血、肠穿孔、中毒性巨结肠、结肠癌)者,应及时采取手术治疗。

【护理要点】

1.一般护理 轻者应鼓励适量运动,劳逸结合,重者应卧床休息,以减少胃肠蠕动及体力消耗。急性活动期患者应进食无渣流质饮食,病情严重者暂禁食,遵医嘱静脉补充营养、水电解质。病情缓解后给予少渣、柔软、易消化、富营养的食物,如蛋羹、鱼丸、菜泥等。注意饮食卫生,饮食有节制,少食多餐。禁生冷、粗硬、辛辣刺激性食物,忌纤维素多的蔬菜,慎用牛奶和乳制品。在饮食调理过程中,注意哪些食物患者食用后有不适或过敏反应,应详细记录,逐渐摸索出适合患者的食谱。

2.病情观察

(1)观察排便次数、粪便的量、性状,并做记录。腹泻严重者观察生命体征变化、准确记录出入量,注意皮肤黏膜有无脱水表现。

(2)观察腹痛的部位、性质变化,了解病情变化及进展情况,如腹痛性质突然发生变化,要警惕肠穿孔、大出血等并发症的发生。

(3)使用抗胆碱能药物的患者应注意观察腹泻、腹部压痛及肠鸣音的变化,如出现鼓肠、肠鸣音消失、腹痛加剧等,要考虑中毒性巨结肠的发生,应及时通知医生处理。

3.腹泻护理 准确记录大便次数与性质,血便量多时应估计出血量并及时留取化验标本,并通知医师,必要时遵医嘱给予止泻药物。中医应用腹部热敷或艾条灸脐部可缓解泄泻。久泻腹痛者用小茴香,或食盐炒热后布包热敷腹部,或用肉桂、小茴香等量研粉,盐炒布包敷脐部,有温肾止泻之效。针灸脾腧穴、章门、中脘、天枢、足三里等穴,可健脾止泻。

4.用药护理

(1)向患者及家属说明药物的作用、用法、不良反应等,指导正确用药。

(2)柳氮磺吡啶(SASP)不良反应观察及护理:其不良反应分为两类,一类是剂量相关的不良反应如恶心、呕吐、食欲减退、头痛、可逆性男性不育等,可嘱患者餐后服药,减轻消化道反应。另一类不良反应属于过敏,有皮疹、粒细胞减少、自身免疫性溶血、再生障碍性贫血等,因此服药期间必须定期复查血象,一旦出现此类不良反应,应改用其他药物。柳氮磺吡啶属于磺胺类药,用药期间嘱患者多饮水,以减少药物在肾小管内形成结晶。

(3)药物保留灌肠:宜在晚睡前执行,先嘱患者排净大便,行低压保留灌肠,灌肠毕嘱患者适当抬高臀部,以延长药物在肠道停留时间,便于药物充分吸收。

5.心理护理　本病病程长,病情易反复,患者易产生焦虑或抑郁情绪,丧失治疗的信心。护士应鼓励、宽慰患者,避免不良情绪影响病情,使患者保持平静、乐观心态,积极应对疾病。

6.健康教育

(1)使患者及家属认识到本病一般呈慢性迁延过程,病程长,症状易反复,从而主动从身心休息、饮食及合理用药等方面学会自我护理,尽量延长缓解期。如生活规律,劳逸结合,保持心情舒畅,避免受凉。讲究饮食卫生,饭前便后要洗手,食具要经常消毒。

(2)告知患者及家属遵医嘱坚持服药的重要性及药物不良反应的观察,以利于其出院后正确用药。

(3)定期复查,以便医生根据病情调整治疗方案或药物剂量。如出现腹泻、腹痛加剧、便血等异常情况,应及时到医院就诊。

第二节 肠易激综合征护理

【概述】

肠易激综合征（IBS）作为功能性肠病的典型代表，是一组以腹胀、腹痛及排便习惯改变为主要临床表现，但无明确大体形态学、组织学、微生物学或生化代谢异常可查的综合征。IBS多见于中、青年女性，呈慢性经过，每次发作的形式均相似，部分病人伴有精神症状，如焦虑、抑郁等。发病率甚高，且症状的出现或加重与病人的情感异常有关，体格检查常无阳性发现，部分病人有多汗、脉速、血压升高等自主神经失调表现。在临床上根据病人主要的临床表现IBS可分为三型，即腹泻为主型、便秘为主型、腹痛腹胀为主型。

【主要症状】

肠易激综合征最主要的临床表现是腹痛与排便习惯和粪便性状的改变，通常有以下表现。

1.腹痛 几乎所有IBS病人都有不同程度的腹痛。部位不定，以下腹和左下腹多见。多于排便或排气后缓解。

2.腹泻 一般每日3～5次，少数严重发作期可达10多次。粪便多呈稀糊状，也可为成形软便或稀水样。多带有黏液，部分病人粪质少而黏液量很多，但绝无脓血。排便不干扰睡眠。部分病人腹泻与便秘交替发生。

3.便秘 排便困难，粪便干结、量少，呈羊粪状或细杆状，表面可覆黏液。

4.其他消化道症状 多伴腹胀或腹胀感，可有排便不尽感、排便窘迫感。

5.全身症状 相当部分病人可有失眠、焦虑、抑郁、头晕、头痛等精神症状。

【护理】

(一)入院时

1.肠道敏感性增高

(1)护理目标:及时观察患者腹痛的发生,并给予针对性处理。使患者腹痛程度逐渐减轻,腹痛次数减少。

(2)护理措施

1)正确评估患者腹痛的性质和程度,以了解病情的进展情况。

2)遵医嘱指导患者正确使用肠道解痉剂;采用非药物性缓解疼痛的方法如指导式想象、腹式呼吸、冥想、音乐疗法等。

3)指导患者适当卧床休息,协助其取舒适体位,注意腹部保暖。

4)指导患者进食易消化、无刺激、营养丰富的饮食,细嚼慢咽,避免大量进食乳制品、豆类和多纤维食物,不饮碳酸饮料,戒烟、不嚼口香糖,避免诱发或加重腹痛。

5)护士应多关心、安慰患者,消除患者的紧张情绪。

2.潜在并发症:体液不足

(1)护理目标:及时观察患者腹泻的发生,并给予针对性处理。使患者腹泻次数减少。

(2)护理措施

1)观察患者大便次数、性质、量及与饮食之间的关系。

2)指导患者进行适当的提肛锻炼。

3)遵医嘱指导患者正确使用止泻剂。

4)鼓励患者适当饮水,观察患者有无口渴、口唇干燥、皮肤弹性下降等脱水现象。

3.焦虑

(1)护理目标:解除患者的焦虑、恐惧状态,积极治疗疾病。帮助患者学会应对心理应激的方法,建立良好的人际关系,增强治疗依从性。

(2)护理措施

1)建立良好的护患关系,获得患者的信任,鼓励患者叙述病情并认真倾听,了解患者的病情、思想顾虑以及有无生活、经济、情感问题。

2)告知患者,肠易激综合征是一种功能性疾病,不会发展成其他更为严重的疾病,如大肠癌、炎症性肠病等,其本身不会危及生命。以通俗易懂的语言向患者介绍疾病可能的病因、临床表现、诊疗程序以及预后等知识,使患者正确面对自身的病情,消除对疾病的恐惧和忧虑,及时接受治疗。

3)帮助患者学会自我调节,学会应对不良生活事件、干预负性情绪的方法和技巧。如确定和消除心理和生理的应激源、渐进性放松训练等。以良好的情绪、健康的心态接受治疗。

4)使患者亲属对疾病与心理治疗的方法有所了解,协助参与认知、情绪、行为干预治疗过程和治疗监控,为患者康复营造良好的情感环境。

(二)住院过程中

知识缺乏

1.护理目标 患者及家属了解所用药物的相关知识以及注意事项,掌握放松技巧的要领,能够积极配合治疗。

2.护理措施

(1)告知患者及家属肠易激综合征具有慢性反复发作的特点,症状发作时应根据医嘱合理用药,不可滥用药物。

(2)应用三环类抗抑郁药物时:不可随意停药或减量,需坚持服用数月避免症状反弹。可能出现多汗、口干、视物模糊、排尿困难、便秘、嗜睡,震颤、眩晕等副作用,用药期间不宜驾驶车辆、操作机械。

(3)应用肠道解痉剂时:如匹维溴铵,指导患者宜在进餐时用水吞服,不要在卧位时或临睡前服用,以防药物粘滞于食管造成食管腐蚀。

(4)应用止泻剂时:尽可能小剂量、短疗程用药。腹泻较轻时选用吸附剂,宜在两餐之间服用;腹泻严重时选用洛派丁胺,每日最多不超过8粒,以免引起严重便秘。

(5)教会患者放松技巧:如渐进性肌肉放松训练和腹式呼吸,将训练步骤、注意事项制作成文字资料配上插图发放给患者。

（三）出院前

1.提高患者的自我护理能力,预防疾病复发

(1)护理目标:根据患者疾病恢复情况,适当增加患者的活动量,患者掌握自我护理知识。

(2)护理措施

1)告知患者适当的运动锻炼不仅有助于生理功能的恢复还能缓解精神压力,指导患者从事中等强度的身体锻炼,做到劳逸结合。

2)指导患者学会自我观察病情:腹痛的性质和频率、与饮食的关系;大便次数、性状等。

3)指导患者学会自我护理:排便后的肛周护理:排便后使用柔软的纸巾擦拭,每日睡前用温水清洗肛周皮肤,必要时涂擦润肤霜,保持皮肤清洁、滋润,穿着棉质内裤并每日更换。

2.做好出院前健康教育

(1)护理目标:使患者及家属掌握出院后的健康相关知识,使疾病处于缓解期,避免复发。

(2)护理措施

1)告知患者及家属引起肠易激综合征复发的相关因素,包括饮食、感染、精神心理因素等,患者及家属均应熟知,并能自觉避免不良因素对疾病的影响。

2)出院用药指导:护士教会患者及家属如何正确服用各种药物、如何识别药物的不良反应。

3)指导患者多进行户外活动,培养兴趣爱好,多与家人和朋友交流,保持心情舒畅。

4)建立出院随访,为出院后患者提供电话咨询。

【安全提示】

抑郁、焦虑等不良心理精神状态广泛存在于肠易激综合征患者中,这些心理异常对胃肠运动有着明显影响。有研究表明,压力大、抑郁和

焦虑积分高的人更易患肠易激综合征,反之,相当一部分肠易激综合征患者合并抑郁、恐惧心理和神经症,这些都表明精神心理因素与肠易激综合征关系密切。该患者入院时处于焦虑状态,护士应重视患者这种负性情绪与疾病之间的关系,注重与患者之间的沟通,认真听取患者倾诉,寻找引起患者焦虑的身体、心理和社会因素。鼓励患者多参加户外活动以放松心情,但患者由于疾病的原因时常感觉乏力和不能集中注意力,此时家属应陪伴患者外出,保证患者安全。

【经验分享】

1.**心理护理** 肠易激综合征症状的长期性以及对疾病病程、预后的不恰当认知导致大多数患者有焦虑和抑郁倾向,生活质量受到严重影响。同时,不良心理因素也是疾病发生和恶化的因素。因此,对患者实施心理护理,有利于患者病情的缓解。护士应与患者建立良好的护患关系,使患者对护士产生信任感。在与患者的沟通中,护士应注重以肯定的语气告诉患者肠易激综合征不会发展成恶性疾病,不需要外科手术,不会减少寿命,尽管目前治疗该病的医疗手段有限,但患者仍有能力控制该病的复发。护士还应鼓励患者讲述疾病对生活的影响,生活中有哪些不良事件,帮助患者找到压力源并讨论如何应对。另外,护士还应教会患者干预负性情绪的方法和技巧,使患者有能力调整情绪并应对身体、心理和社会压力。

作为护士,我们可以指导患者采取策略帮助其实施压力管理:

(1)确定生活中的压力源:确定生活中的压力源是压力管理的第一步,记录压力日记能帮助患者达到这一目的。指导患者每当感到压力时,将情况记录下来。比如试着回答以下问题:

1)是什么原因导致压力?(如果不能确定的话,可以试着进行猜测)

2)面对压力,在心理和情感上的感受如何?

3)面对压力,采取什么行为进行应对?

4)面对压力,做些什么能感觉好些?

（2）回顾目前是如何应对压力的：患者的压力日记可以帮助其确定目前是如何应对压力的。而他们的应对策略是否健康？是有益的还是徒劳的？不幸的是，许多人应对压力的方式只能使问题更复杂。护士应帮助患者了解不健康的应对方式，这些方式可能暂时地缓解压力，但从长远来看只能造成更多伤害，例如：①吸烟；②酗酒；③暴食或节食；④沉溺于电视或电脑；⑤远离朋友、家人，不参加活动；⑥使用药物得到放松；⑦贪睡；⑧做事拖拉；⑨逃避问题；⑩向他人发泄（摔东西、发脾气、暴力）。

（3）压力管理策略

1）避免不必要的压力

①学会说"不"：指导患者明确并坚持自己做人、做事的底线。

②避免与使自己倍感压力的人接触：如果某人给患者的生活带来持续的压力，而他又不能与之改善关系，那么，就尽量减少与之接触的时间，或结束这段关系。

③削减自己的待办事项清单：仔细想想自己的计划、安排和日常事务。把不必要的事务安排到最后或完全去掉。

2）改变境况

①表达自己的感受而不是闷在心里：如果某人或某事让患者感到不舒服，以开放和礼貌的方式表达自己的感受，因为把不满的情绪闷在心里是不会改变境况的。

②试着做出让步：如果要求别人改变他们的行为，自己也应该适当退让一些。若双方都做出让步，将会愉快地找到折中的办法来解决问题。

③更好地管理自己的时间：办事拖拉只能使生活更有压力，提前安排好时间，可以使生活更有计划，压力也会随之减少。

3）适应压力

①换个角度看待问题：以更为积极和长远的眼光看待目前的压力境况。

②调整看待问题的标准：以理性的标准要求自己和他人，凡事不要过分追求完美。

③关注积极的一面：如果患者感觉生活中的压力让他透不过气来，多想想自己的优点和让自己感觉自豪的事情。

4）接受不能改变的事情

①不要总是想要控制不能控制的事情：生活中有很多事情是不可控制的，尤其是别人的行为，与其为之过度紧张，不如关注自己可以控制的事物。

②学会看到糟糕境况中好的一面：当患者面对巨大的挑战，就当作是一次让自己成长的机会。

③倾诉自己的感受：与可信赖的朋友或专业治疗师交谈，把自己的感受说给他们听。

④学会原谅：接受世界的不完美并原谅别人犯的错误。

5）安排娱乐和放松时间

①不论有多忙都为自己预留一定的放松时间。

②时常与他人联系并保持幽默感。

③每天都做些自己喜欢做的事情。

6）健康的放松方式包括：散步；花点时间外出旅游，回归自然；与好朋友打个电话；写日记；洗个澡；点燃一盏香薰灯；在自家的园子里干干活；与宠物玩耍；读一本好书；听音乐；看一出喜剧；享受一次按摩等。

7）采取健康的生活方式，例如：经常运动锻炼；吃有利于健康的食物；减少咖啡因和糖分的摄入；戒除烟酒；保持充足的睡眠时间。

2.实施饮食护理　不良的饮食习惯和不合理的膳食结构会诱发和加重肠易激综合征患者的症状。患者通过饮食的自我管理，既能提高患者的生活质量，减轻患者的经济负担，又节省了有限的医疗资源。

饮食设定原则：在控制症状的前提下尽量增加饮食种类，减少饮食方式、饮食时间等方面的限制。

(1)饮食治疗的一般原则

1)进食规律,定时定量,少食多餐:①进食时间:早餐:早上 6 点半至上午 8 点半;午餐:上午 11 点半至下午 1 点半;晚餐:下午 6 点半至晚上 8 点。②进食量:早:中:晚＝3:4:3。③避免过度节食或暴饮暴食,避免漏餐。

2)饮食宜清淡、易消化,膳食结构合理:高脂食物影响胃肠道运动功能,增加胃食管反流,刺激结肠强烈收缩,导致肠道的痛性痉挛,代表食物包括洋快餐、油炸食品,建议患者烹饪菜肴时尽量少油,采用蒸、煮、焖、炖等方法。

3)养成卫生的饮食习惯:有研究表明,肠道感染患者发生肠易激综合征的危险明显增高,建议患者勤洗手、外出就餐自带餐具、不吃腐烂变质的食物、出现症状立即就医。

(2)饮食"四忌"

1)忌生冷、刺激性食物:生冷辛辣食物对胃肠道具有刺激性,可加重腹痛和腹部不适症状。代表食物包括凉拌菜、冰镇食物、海产品、烧烤、辣椒、洋葱、胡椒。护士应建议患者不吃冷饮、冷食及辛辣食物,注意腹部保暖,防止受凉。

2)忌过度饮酒和摄入咖啡因:酒精和咖啡因是胃肠道激动剂,能刺激肠道运动。代表食物包括酒、咖啡、茶、可乐、红牛饮料、巧克力以及某些减肥药。护士应建议患者尽量少饮酒、咖啡和茶,每日喝 6～8 杯水或花茶。

3)忌大量进食精细加工面粉和人工食品:精加工面粉缺乏膳食纤维、维生素、矿物质和生物活性物质,人工食品含有大量化学添加剂,过多进食可以加重或诱发肠易激综合征症状。代表食物包括方便面、火腿肠、调味乳、饼干等。护士应建议患者多吃新鲜、天然食品。

4)忌大量进食产气类食物:有些食物在肠道内经细菌分解后产生大量气体,增加肠道气体量,加重患者腹胀感或疼痛。代表食物包括红薯、白薯、土豆、芋头、南瓜、板栗、卷心菜、西兰花、豆类、蜂蜜、韭菜、洋葱、葱、蒜、芹菜等。护士应建议患者不宜多吃产气类食物,也不要同时食用多种产气类食物,吃饭时细嚼慢咽,尽量不讲话,避免气体随进食进入胃肠道,不用吸管喝饮料,不喝碳酸饮料(如可乐),出现症状时平躺,腹部热敷。

(3)科学进食与肠易激综合征关系密切的食物

1)膳食纤维:膳食纤维具有强吸水能力,增加粪便体积和湿润度,促进排便,对便秘型患者有明显的治疗意义。代表食物包括:①谷物:燕麦、大麦、玉米、荞麦面、高粱、黑米;②薯类:马铃薯;③豆类:黄豆、青豆、蚕豆、豌豆、红豆、绿豆;④蔬菜:笋类、花菜、菠菜、南瓜、白菜、油菜;⑤菌类:木耳、香菇、银耳;⑥坚果类:黑芝麻、松子、杏仁、白芝麻、核桃、榛子、瓜子、花生;⑦水果:柑橘、桑葚、樱桃、枣子、石榴、苹果、梨、杏、李子。护士应建议便秘型肠易激综合征患者:适量多食水溶性膳食纤维,如燕麦、大麦、坚果、杏、樱桃、柑橘、李子,少食某些非水溶性膳食纤维,如麦麸、玉米糠、水果削皮后再吃。

2)乳糖:有些人体内乳糖酶含量不足,易造成乳糖吸收不良,未吸收的乳糖在肠道内存积,导致腹部不适、腹痛、腹泻等症状。代表食物包括牛奶、羊奶。护士应建议患者合理摄入乳糖,少量多次进食,保证每次乳糖摄入量在可耐受的范围之内(一般一次不要超过240ml),避免空腹单独进食牛奶,最好和固体食物(如馒头等)同时进食,用酸奶替代牛奶。

3)其他难吸收糖类,如果糖、山梨醇:果糖、山梨醇进入小肠后增加肠道产气量,容易加重症状。代表食物包括蜂蜜、甜点、果脯、浓缩果汁、罐头、无糖口香糖、果糖含量高的水果(樱桃、苹果、梨、枣、橘子)。护士应建议患者少食这类食物,每天吃水果不多于3块,每块80g。

3.身体锻炼指导

(1)患者采取中等强度身体锻炼:①时间:每天至少30分钟,可一次完成,也可分次完成(每次10分钟);②频率:每周至少5天;③活动形式：日常活动、运动锻炼，例如：快步走（速度：1km/12min≈80m/min）、慢跑、走楼梯、骑车、游泳、跳舞、跳绳、打排球、打篮球、双打羽毛球或乒乓球、擦窗、拖地板、洗车、铲雪、打理院落等；④主管感觉：心率和呼吸明显加快、出汗、可以说话但不能唱歌。

（2）将运动锻炼融入生活中，如以步行代替乘电梯；坐公交车时，提早1、2站下车，余下的路程改为步行。

（3）循序渐进：由每次5分钟，每天3次开始，逐渐增加，疾病严重发作时，暂停锻炼或将运动速度减慢一半。

（4）以下情况应慎行锻炼：年龄超过50岁；以前从未有过中等强度锻炼；患有心脏或心脏病家族史；有其他严重疾病。

4.实施渐进性放松训练

（1）准备：进行渐进性肌肉放松训练时，请注意以下几点：

1）是否存在身体损伤：如果有任何身体损伤，或曾经受伤导致肌肉疼痛，请在开始训练之前咨询医生。

2）选择安静的环境：尽量避免感官方面的干扰（视、昕、触、嗅、味），比如关掉电视或收音机，光线柔和。

3）使自己感觉舒适：准备一张躺椅，如果没有躺椅，可以选择一把有扶手和高靠背的椅子，穿着宽松，脱去鞋子。

4）避免在大量进食或饮酒后进行训练。

（2）基本动作

1）收缩肌肉，同时深吸气并注意体验肌肉紧张的感觉。

2）保持这种紧张感5～10秒。

3）放松，迅速彻底放松肌肉10～20秒，同时深呼气并体验放松时的感觉。

（3）步骤

1）右手和右前臂

右手握拳，此时上臂不要用力，体验右手和右前臂紧张的感觉（保持5～10秒）。

放松,体验右手和右前臂彻底放松后的感觉,10～20 秒。

2)右上臂

右侧手臂弯曲,用力收缩上臂肌肉,此时手放松。体验右侧上臂肌肉紧张的感觉(保持 5～10 秒)。

放松,体验上臂彻底放松后的感觉,10～20 秒。

3)左手和左前臂

左手握拳,此时上臂不要用力。体验左手和左侧前臂紧张的感觉(保持 5～10 秒)。

放松,体验左手和左前臂彻底放松后的感觉,10～20 秒。

4)左上臂

左侧手臂弯曲,用力收缩上臂肌肉,此时手是放松的。体验左侧上臂肌肉紧张的感觉(保持 5～10 秒)。

放松,体验上臂彻底放松后的感觉,10～20 秒。

5)前额

尽量抬高双眉,使前额皱起,就好像您对某事感到吃惊。体验前额肌肉紧张的感觉(保持 5～10 秒)。

放松,体验前额肌肉彻底放松后的感觉,10～20 秒。

6)眼部

尽量用力闭紧双眼,体验眼部肌肉紧张的感觉(保持 5～10 秒)。

放松,体验眼部肌肉彻底放松后的感觉,10～20 秒。

7)嘴部和面颊

咬紧牙齿,嘴角用力向后收,体验嘴部和面颊紧张的感觉(保持 5～10 秒)。

放松,体验嘴部和面颊部肌肉彻底放松后的感觉,10～20 秒。

8)颈部

下巴抬起,将头用力向后压,似乎您在看天花板。体验颈部肌肉紧张的感觉(保持 5～10 秒)。

放松,体验颈部肌肉彻底放松后的感觉,10～20 秒。

9）背部

用力向后扩展双肩，使胸部挺起。体验背部肌肉紧张的感觉（保持5～10秒）。

放松，体验背部肌肉彻底放松后的感觉，10～20秒。

10）腹部

收紧腹部肌肉，体验腹部肌肉紧张的感觉（保持5～10秒）。

放松，体验腹部肌肉彻底放松后的感觉，10～20秒。

11）右大腿

收紧右侧大腿肌肉，体验大腿肌肉紧张的感觉（保持5～10秒）。

放松，体验大腿肌肉彻底放松后的感觉，10～20秒。

12）右小腿

右脚脚趾用力向上跷，伸拉小腿部肌肉。体验小腿肌肉紧张的感觉（保持5～10秒）。

放松，体验小腿肌肉彻底放松后的感觉，10～20秒。

13）右脚

向下弯曲右脚脚趾，用力绷紧，体验脚趾绷紧的感觉（保持5～10秒）。

放松，体验脚部彻底放松后的感觉，10～20秒。

14）左大腿

收紧左侧大腿肌肉，体验大腿肌肉紧张的感觉（保持5～10秒）。

放松，体验大腿肌肉彻底放松后的感觉，10～20秒。

15）左小腿

左脚脚趾用力向上翘，伸拉小腿部肌肉。体验小腿肌肉紧张的感觉（保持5～10秒）。

放松，体验小腿肌肉彻底放松后的感觉，10～20秒。

16）左脚

向下弯曲左脚脚趾，用力绷紧，体验脚趾绷紧的感觉（保持5～10秒）。

放松，体验脚部彻底放松后的感觉，10～20秒。

第三节 大肠癌护理

大肠癌(CRC)包括结肠癌与直肠癌,是常见的消化道恶性肿瘤。其发病呈现明显的地区差异,北美、西欧等国家最高,亚非地区较低。近年来,我国大肠癌发病率有升高趋势,东南沿海地区明显高于北方。大肠癌的发病率随年龄的增长而增加,发病中位年龄约为 57 岁,男女之比为 1.65∶1。

【常见病因】

大肠癌的病因尚未完全清楚,目前认为与生活方式、遗传及大肠腺瘤等关系密切。长期高脂、高磷和低纤维、低钙饮食是其发病的危险因素;遗传因素在发病中具有相当重要的角色;80%以上的大肠癌系由大肠腺瘤演变而来。另外,大肠慢性炎症、亚硝胺类化合物、放射性损害等可能也是致病因素。各种因素可促使大肠处于极度增生状态,导致腺瘤样息肉形成,并可最终退变为恶性肿瘤;或者在肉芽肿、炎性或假性息肉基础上发生癌变。

【临床表现】

早期大肠癌常无症状,随着癌肿的增大与并发症的发生才出现症状。

1.排便习惯与粪便性状改变　常为最早出现的症状。多表现为排便次数增加,腹泻,便秘,或腹泻与便秘交替;有黏液便、血便,里急后重,粪便变细。

2.腹痛　表现为右腹钝痛,或同时涉及右上腹、中上腹。因病变可使胃结肠反射加强,可出现餐后腹痛。大肠癌并发肠梗阻时腹痛加重或为阵发性绞痛。

3.腹部肿块　以右腹多见,肿块质硬,结节状。

4.肠梗阻症状　一般为晚期症状,多表现为低位不完全肠梗阻。

5.全身情况　可有贫血、消瘦、乏力、低热等,晚期患者可出现黄疽、水肿等。

6.肿瘤外侵、转移症状　腰骶部酸痛、坠胀感、骶尾部疼痛、肝肺等转移。

【辅助检查】

1.粪便隐血检查　可作为大规模普查或对一定年龄组高危人群的初筛手段。

2.结肠镜检查　可观察全部结肠,并对可疑病变进行组织学检查,有利于早期发现。

3.钡剂灌肠 X 线检查　是检查结肠癌有效的常规检查方法之一。

4.其他检查　①CT、MRI 检查对了解肿瘤肠管外浸润及转移有重要意义;②血清癌胚抗原(CEA)的动态观察对大肠癌的预后估计及监测术后复发有一定的意义。

【治疗原则】

大肠癌的治疗关键在早期发现与早期诊断,从而能有根治机会。

1.手术治疗　是根治大肠癌的最有效的方法,还可对肠梗阻等并发症进行相应处理。

2.内镜下治疗　限于黏膜层的早期大肠癌可通过内镜完整切除;在不能手术的晚期病例,可通过内镜放置扩张金属支架预防肠腔狭窄和梗阻。

3.化学药物治疗　氟尿嘧啶(5-FU)联合亚叶酸钙方案已成为大肠癌辅助化疗的新国际标准方案。联合用药可能提高疗效、降低或不增加毒性、减少或延缓耐药性出现。

4.其他治疗　放射疗法、基因治疗、免疫治疗等。

【护理】

1.护理评估

(1)一般情况:病人的年龄、性别、职业、婚姻状况、健康史、既往史、饮食习惯等。

(2)身体状况:排便习惯的改变、腹部隐痛,是否出现黏液脓血便、腹部肿块、贫血、消瘦、乏力等。

（3）心理状况：评估患者对疾病的认知情况、心理接受程度等。

2.护理要点及措施

（1）营养的护理：给予高蛋白质、高热量、高维生素、易消化饮食。

（2）腹痛的护理：提供一个安静、舒适的休养环境，保证病人充足的睡眠，以减轻病人疼痛。不能耐受者，遵医嘱使用镇痛药，如哌替啶（度冷丁）等。

（3）内镜下肿瘤切除术的护理

1）术前遵医嘱检查血常规、血型、凝血四项、血清四项、肝肾功能，并备血。如服用阿司匹林、NASID类和抗血小板凝集药物者视病情决定术前停药7～10天。

2）签署知情同意书，讲解手术目标、方法、意义、注意事项，做好患者心理护理，消除其紧张、恐惧心理。

3）术前禁食12小时，做好术前肠道准备，讲解饮食、口服泻药注意事项。

4）术后监测生命体征，指导患者注意休息，视病情禁食水，给予消炎、抑酸、静脉营养支持等处理。观察有无心慌、出汗、腹痛、便血等消化道出血、穿孔的症状，发现异常及时通知并配合医师抢救。

（4）化疗期间的护理

1）选择合适的给药途径和方法，有计划的合理选择静脉并加以保护，防止药物外渗、静脉炎的发生，必要时行PICC置管以保护外周血管。

2）观察药物不良反应：①化疗药物会引起骨髓造血功能低下、脏器功能损害，因此要定期检查血常规，肝、肾功能，以便及时发现和处理。②化疗药物可引起恶心、呕吐、腹泻或便秘等胃肠道反应，注意观察呕吐物、粪便的颜色、量，遵医嘱给予止吐、止泻药物，必要时静脉输入营养液。③草酸铂有周围神经毒性作用，可引起肢体末端麻木感，治疗期间应注意避免接触冷物（冷水、冷食、冷风），以免加重症状。

3)合理饮食,鼓励病人摄入高蛋白质、低脂肪、易消化的清淡饮食,多饮水,多吃水果,少食多餐。

4)监测体温,预防和控制感染,严格执行无菌操作,注意保暖,做好保护性隔离,预防交叉感染。

3.健康教育

(1)向患者讲解大肠癌的诊断、主要症状、病因、治疗方案、预后等,给予心理疏导,增强其与疾病斗争的信心。

(2)保持良好的饮食习惯,重视调理排便情况。在饮食方面应给予高蛋白质、高热量、维生素丰富的食品,饮食要多样化,多选用大豆制品和绿色的或橙色黄色的蔬菜、甘蓝菜及新鲜水果。不要食用腌制品、烟熏和油炸食物。多饮水和汤液也可以保持排便通畅,有利于肠道疾病的康复。不宜进食生冷或刺激性食物,忌烟、烈性酒。

(3)内镜介入治疗者视病情给予合适饮食,以低渣、温和、易消化为原则,少食多餐,并避免过甜、过咸、过浓、含纤维多的饮食。1个月内禁止剧烈运动,如游泳、爬山等。定期复查,如有粪便带血、腹痛及其他不适,应及早咨询医师或送院就诊。

(4)做好 PICC 置管带管出院护理宣教,每周进行 1 次置管维护,有条件者在当地医院进行,注意无菌操作,避免开车、术肢提重物等。

(5)保持良好的精神状态,注意休息,适当运动。

(6)出院后定期监测血常规、肝肾功能,发现异常及时就诊。

第五章　肝胆疾病

第一节　肝硬化护理

肝硬化是一种由不同病因长期、反复作用引起的肝脏慢性进行性弥漫性病变。病理特点为广泛的肝细胞变性坏死、再生结节形成、结缔组织增生,正常肝小叶结构破坏和假小叶形成,致使肝内血循环紊乱,加重肝细胞营养障碍。临床上以肝功能损害和门静脉高压为主要表现,并可出现多系统受累,晚期出现消化道出血、肝性脑病、继发感染等一系列严重并发症。

肝硬化是我国常见疾病和主要死亡病因之一,患者以青壮年男性多见,35～48 岁为发病高峰年龄,男女比例约为 3.6：1～8：1。据国外报道,肝硬化在总人口死因中位居第九,在 35～54 岁年龄组死因中位居第四;40～60 岁为发病高峰年龄,男女比例约为 2：1。

【病因与发病机制】

引起肝硬化的病因很多,目前在我国以慢性乙型肝炎为主,慢性丙型肝炎也占一定比例;欧、美国家则酒精性肝病居多;近年来,代谢综合征相关的非酒精性脂肪型肝炎(NASH)也逐渐成为肝硬化的重要病因。

1.肝炎病毒感染　主要是乙型肝炎病毒感染,其次为丙型或乙型加丁型重叠感染,其发病机制主要与肝炎病毒所造成的免疫损伤有关,经过慢性肝炎,尤其是慢性活动性肝炎演变而来。

2.慢性酒精中毒 长期大量饮酒者,乙醇及其中间代谢产物(乙醛)直接损害肝细胞、长期酗酒所致的营养失调等所致,称为酒精性肝硬化。

3.药物或化学毒物 长期反复接触某些化学性毒物如磷、砷、四氯化碳等或长期服用某些药物如双醋酚丁、甲基多巴等,可引起中毒性肝炎,最终发展成为肝硬化。

4.血吸虫病感染 反复或长期感染血吸虫的患者,由于虫卵及其毒性产物在肝脏汇管区的刺激,引起汇管区结缔组织增生所致,称为血吸虫病性肝硬化。

5.胆汁淤积 持续性胆汁淤积于肝内胆管或肝外胆管时,高浓度的胆红素及胆汁酸对肝细胞的化学性损害,肝细胞发生变性坏死和结缔组织增生而导致肝硬化。

6.循环障碍 慢性充血性心力衰竭、缩窄性心包炎以及肝静脉或下腔静脉回流障碍导致肝脏长期淤血,肝细胞因缺氧而发生变性坏死和结缔组织增生,导致肝硬化。

7.遗传和代谢性疾病 由于遗传性或代谢性疾病,某些物质或代谢产物沉积于肝脏,造成肝损害,并导致肝硬化,如肝豆状核变性、血色病、半乳糖血症和 α1-抗胰蛋白酶缺乏症、糖原累积症等。

8.其他 造成肝硬化直接和间接的原因还有很多,如自身免疫性肝损害、缺血性肝病、营养不良等。少数患者病因不明,称为隐源性肝硬化。

【病理】

上述各种病因长期作用于肝脏,其导致肝硬化的病理改变过程基本一致,即导致广泛的肝细胞变性坏死、再生结节形成和弥漫性结缔组织增生、假小叶形成。这些病理变化逐步发展,造成肝内血管受压、扭曲、变形、闭塞,致使肝血管床变小,肝内动、静脉小分支、门静脉之间发生异常吻合形成短路,致使肝内血循环障碍,形成了门脉高压的病理解剖基础,同时导致肝细胞的营养代谢障碍,促使肝硬化病变的进一步发展和肝脏功能的不断降低。

【临床表现】

肝硬化往往起病缓慢,症状隐匿。在肝硬化初期,患者的临床表现取决于原发疾病;患者的年龄和性别比例也因原发病不同而异,乙型肝炎肝硬化、酒精性肝硬化所致的肝硬化以中年以后的男性多见,自身免疫性肝炎所致的肝硬化以青年和中年女性多见,原发性胆汁淤积性肝硬化以中年和老年女性多见,遗传性病因导致的肝硬化以青少年多见。临床上根据患者肝脏功能的代偿状况将肝硬化分为肝功能代偿期和肝功能失代偿期。

(一)代偿期

许多患者无任何不适症状,部分患者以乏力、食欲不振为主要症状,可伴有低热、恶心、厌油腻、腹胀、腹泻及上腹不适等症状。症状常与劳累有关,休息和治疗后可缓解。男性可有性欲减退,女性可有月经减少或过早闭经。患者多有体重减轻,肝脏可轻度肿大,质中等度硬,伴轻度压痛。脾脏亦可有轻、中度肿大。肝功能正常或轻度异常。

(二)失代偿期

失代偿期主要表现为肝功能减退和门静脉高压所致的症状和体征。肝功能减退主要表现为肝脏合成及代谢、排泄功能障碍;门脉高压主要表现食管.胃底静脉曲张及破裂出血;而肝性脑病、腹水及其相关并发症(自发性细菌性腹膜炎、肝肾综合征)等是由肝功能减退和门脉高压共同所导致。

1.肝功能减退的临床表现

(1)全身症状与体征:一般状况和营养状况均较差,消瘦、乏力、精神不振,可有不规则低热、面色灰暗黝黑(肝病面容)、皮肤干枯粗糙、浮肿、口腔炎症及溃疡、夜盲等症,部分患者出现与病情活动或感染有关的不规则发热症状。

(2)消化道症状:食欲不振是最常见的症状,甚至厌食,食后饱胀不适,有时伴恶心、呕吐、腹泻。症状的产生与胃肠道淤血肿胀、消化吸收障碍和肠道菌群失调等因素有关。患者可出现腹胀、腹痛、肝区隐痛。腹胀可能与低钾血症、胃肠积气、肝脾肿大和腹水有关。腹痛、肝区隐痛常与肝肿大累及包膜有关。脾肿大、脾周围炎可引起左上腹疼痛。若肝细胞有进行性或广泛性坏死时可出现黄疸。

（3）出血倾向和贫血：患者常可发生鼻衄、牙龈出血、皮肤紫癜和胃肠出血，女性出现月经过多等。症状的产生与肝脏合成凝血因子减少、纤溶酶增加、脾功能亢进和毛细血管脆性增加导致的凝血障碍有关。患者常出现不同程度的贫血，贫血症状与营养不良、肠道吸收障碍、消化道慢性失血及脾功能亢进有关。

（4）内分泌失调：由于肝功能减退，对雌激素、醛固酮和抗利尿激素的灭活减少，患者体内的雌激素和醛固酮、抗利尿激素的水平增高。雌激素水平的增高可通过负反馈作用，致雄激素和肾上腺糖皮质激素分泌减少。可出现下述症状或体征：

1）肝掌和蜘蛛痣。

2）男性患者有性欲减退、睾丸萎缩、乳房发育和女性阴毛分布等；女性出现月经失调、停经、不孕和乳房萎缩等，发生原因与雌、雄激素比例失调有关。

3）糖耐量降低及糖尿病症状，发生原因与肝及外周靶细胞发生胰岛素抵抗有关。

4）水肿及腹水，由于体内醛固酮、抗利尿激素的增多引起。

5）皮肤色素沉着，好发于颜面部及其他暴露部位，与肾上腺皮质激素减少有关。

2.门静脉高压的表现　　侧支循环的建立与开放，及腹水、脾大是门静脉高压的三大临床表现，尤其侧支循环的开放，对门静脉高压的诊断有特征性意义。

（1）腹水：是失代偿期最显著的表现。腹水出现前，患者常有腹胀，以进餐后明显。大量腹水时，患者腹部膨隆，皮肤紧绷发亮，并因膈肌上移，出现呼吸困难、心悸。部分患者可出现胸水。腹水形成的主要因素有：①门静脉高压：其一可导致腹腔脏器毛细血管床静水压增高，组织间液回流减少而漏入腹腔；其二导致肝静脉回流受阻，使肝淋巴液生成增多，超过胸导管引流的能力而渗入腹腔；②低蛋白血症：使血浆胶体渗透压降低，血管内液外渗至组织间隙；③内分泌失调所致的抗利尿激素增多引起钠水潴留；④有效循环量不足导致肾血流量减少，肾小球滤过率降低，排钠和排尿量减少。

（2）侧支循环的建立与开放：门静脉高压时，来自消化器官和脾脏的回心血受阻，使门、腔静脉交通支扩张、血流量增加，建立起侧支循环。临床上重要的侧支循环有：①食管和胃底静脉曲张；②腹壁静脉曲张；③痔静脉曲张，痔核形成。

（3）脾大：门静脉高压可致脾脏淤血性肿大，多为轻、中度肿大，部分可达脐下。后期可出现脾功能亢进，表现为红细胞、白细胞和血小板均减少。

3.肝脏情况　早期肝脏肿大，表面尚平滑，质中等度硬；晚期肝脏缩小，可呈结节状，表面不光滑，质地坚硬，一般无疼痛。但当肝细胞进行性坏死或并发炎症时可有压痛、叩击痛。

（三）并发症

1.上消化道出血　上消化道出血为最常见的并发症。多由于食管下段与胃底静脉曲张破裂导致，部分出血为并发急性胃黏膜糜烂或消化性溃疡导致。以发生突然、大量呕血、伴黑便为特征，常诱发肝性脑病，是出血性休克甚至急性死亡直接原因之一。

2.感染　因门腔静脉侧支循环开放以及低蛋白血症和白细胞减少导致的机体抵抗力下降，增加了细菌入侵繁殖的机会，常并发感染，如肺炎、胆道感染、大肠杆菌性败血症、自发性腹膜炎等。自发性腹膜炎是指腹腔内无脏器穿孔的急性腹膜细菌性感染。其主要原因是肠道内细菌异常繁殖并经肠壁进入腹腔，以及带菌的淋巴液漏入腹腔引起感染。致病菌多为大肠杆菌及副大肠杆菌，厌氧菌也是致病菌之一。一般起病较急，主要表现为腹痛、腹胀、发热、腹水迅速增长，出现腹膜刺激征,严重者发生感染性休克。

3.肝性脑病　这是晚期肝硬化最严重的并发症和最常见的死亡原因。

4.原发性肝癌　原发性肝癌大部分在肝硬化基础上发生。患者短期内肝脏迅速增大、持续性肝区疼痛、腹水多呈血性、不明原因的发热,应警惕癌变的可能,需做进一步检查。

5.肝肾综合征　由于大量腹水致有效循环血量减少,肾血管收缩、肾血流量减少、肾小球滤过量下降引起。表现为少尿、无尿、稀释性低钠血症,低尿钠和氮质血症等,肾脏本身无器质性改变,故又称为功能性肾衰竭。上消化道出血、休克、大量的腹水和强烈利尿、内毒素血症和电解质、酸碱平衡紊乱等与并发症的发生密切相关。

6.电解质和酸碱平衡紊乱　肝硬化患者在腹水出现前一般已存在,出现腹水后,电解质和酸碱平衡紊乱更为严重。常见的有:①低钠血症,与长期摄入不足、长期利尿和大量放腹水使钠丢失增多以及水钠潴留所致的稀释性低钠血症有关;②低钾血症与代谢性碱中毒,与进食少、呕吐、腹泻、长期使用利尿剂或葡萄糖制剂、继发性醛固酮分泌增多等有关。

【辅助检查】

(一)实验室检查

1.血、尿常规　失代偿期时可有不同程度贫血,脾功能亢进时全血细胞计数减少;尿内可有蛋白、红细胞;黄疸时尿中检测胆红素阳性,尿胆原增加。

2.肝功能检查　代偿期肝功能正常或轻度异常,失代偿期则多有异常。

(1)转氨酶:轻、中度增高,以丙氨酸氨基转移酶(ALT)显著,肝细胞广泛大量坏死时则可能有天门冬氨酸氨基转移酶(AST)升高,AST活力大于 ALT。

(2)血清蛋白:血清总蛋白正常、降低或增高,血清白蛋白降低,球蛋白却增高,白蛋白/球蛋白(A/G)的比值降低或倒置。

(3)凝血酶原时间:有不同程度的延长。

(4)血清蛋白电泳:白蛋白减少,γ球蛋白增多。

3.免疫功能检查 血清 IgG、IgA、IgM 增高,以 IgG 最显著;病毒性肝炎患者的病毒标志物呈阳性反应。

4.腹水检查 一般应为漏出液,若患者发生癌变、自发性腹膜炎等并发症时,腹水性质可发生改变。

(二)其他辅助检查

1.影像检查 常用的影像学手段如 B 超、X 线、CT、核磁共振成像(MRI)等可以发现肝硬化和(或)门脉高压的征象。如肝包膜增厚、肝表面轮廓不规则、肝实质的回声不均匀增强或 CT 值增高或呈结节状,各肝叶比例改变,脾脏厚度增加及门静脉、脾静脉直径增宽等。食管静脉曲张时,食管 X 线吞钡检查可见食管下段虫蚀样或蚯蚓样充盈缺损,胃底静脉曲张时可见菊花样充盈缺损。

2.内镜检查 消化道内窥镜可直观静脉曲张的部位和程度,阳性率较 X 线检查高;并可在直视下对出血部位进行止血治疗。

3.肝组织病理学检查 在 B 超引导下采用自动穿刺针进行肝活检组织病理学检查,显示典型的肝硬化结节形成。肝活检可靠性及安全性很高,患者的痛苦也较小,但也有其局限性,如病变不均一有可能造成取样误差,且不可能对同一患者反复多次进行穿刺,因而不便于观察动态变化或治疗效果。

【诊断要点】

肝硬化诊断的“金标准”是肝活检组织病理学检查,并根据有病毒性肝炎、长期酗酒、血吸虫病或营养失调等病史,肝功能减退与门静脉高压症的临床表现,影像学肝质地坚硬,以及实验室肝功能试验异常等可以确诊。

【治疗要点】

对于肝硬化的治疗主要是病因治疗、一般对症支持治疗及预防和治疗各种并发症。最重要的是从整体观念出发，给患者制定一个系统的、规范的临床治疗方案及长期随访监测计划。

（一）病因治疗

对慢性乙型和丙型肝炎所致的肝硬化，如果病毒复制仍然活跃，可给予相应的抗病毒、降酶、退黄治疗；对于失代偿期的肝硬化患者应禁用干扰素等有可能加重肝功能损害的药物。对于酒精性肝硬化患者应立即严格戒酒。对于胆汁淤积性肝硬化应及早给予大剂量熊去氧胆酸治疗。对于自身免疫性肝炎所致的肝硬化若仍有疾病活动，应给予激素或激素加硫唑嘌呤治疗。只有去除或有效控制病因，才能有效延缓、阻断甚至逆转肝硬化的发展。

（二）一般治疗

包括休息、饮食、营养支持疗法，维持水、电解质和酸碱平衡，特别注意钾盐的补充；酌情应用氨基酸、血浆及白蛋白等。

（三）降低门静脉压力

常用心得安，应从小量开始，递增给药。用法：每次 10～20mg，每日 3 次或每次 40mg，每日 2 次。其他硝酸酯类，如消心痛，或钙通道阻滞剂也可选用。

（四）并发症的治疗

1.腹水治疗

（1）卧床休息、限制水钠摄入。常规限钠能使基础尿钠排出量相对较高的患者腹水消退。

（2）利尿剂的应用：大多数腹水患者需要加用利尿剂治疗，约 90％ 的患者对限钠和利尿剂治疗有反应。主要使用安体舒通和速尿，二者有协同作用，可避免电解质紊乱和过度利尿。使用安体舒通和速尿的比例为 100mg：40mg。

（3）腹腔穿刺放液及补充血容量：大量腹水出现明显压迫症状时，可穿刺放液以减轻症状，同时按放腹水量每升补充白蛋白 6～8g，以提高血浆胶体渗透压，可有效预防大量排放腹水造成的循环改变和肾脏损害。有证据表明在白蛋白的扩容配合下,每次放腹水大于 5L 是安全的,一次最大放液量可达 15～20L。

(4)自身腹水浓缩回输:腹水浓缩回输是利用半透膜的有限通透性,让水和小分子物质通过,保留白蛋白等成分,通常可将腹水浓缩 2～6 倍,钠盐被大量清除。浓缩后的腹水经外周静脉回输至患者体内,可提高血浆白蛋白浓度和血浆胶体渗透压,增加有效血容量,改善肾功能,抑制醛固酮和抗利尿激素的分泌,减少外源性白蛋白和利尿剂的应用。但有感染的腹水禁止回输。

(5)手术置管介入方式:近年来,有证据证实通过体内置入支架或分流管,以使腹水生成减少和出路增加,是难治性腹水治疗的有效方法,如经颈静脉肝内门体分流术(TIPS)、腹腔静脉分流术(PVS)等。

2.上消化道出血的治疗　对已发生上消化道大出血者,按上消化道出血治疗原则采取综合措施进行治疗。

(五)手术治疗

如脾切除术、肝移植,是近年来治疗肝硬化的方法。

(六)中医中药

祖国医学对慢性肝病有独特的见解,认为肝硬化由湿热所致,肝气郁积,影响脾胃,致血行不畅、脉络阻塞,造成积聚或症瘕,后期则出现鼓胀,辨证多属肝郁脾虚或水积鼓胀型,前者可用柴胡疏肝汤(散)加减等;后者可用五苓散或五皮饮加减,在治法上除有中药汤饮外,还有一系列外治法,如穴位敷贴、中药灌肠等行之有效的方法。

【主要护理诊断/问题】

1.活动无耐力与肝功能减退、大量腹水有关。

2.营养失调低于机体需要量与肝功能减退、门静脉高压引起食欲减退、消化和吸收障碍有关。

3.体液过多与肝功能减退、门静脉高压引起钠水潴留有关。

4.焦虑与担心疾病预后、经济负担等有关。

5.有皮肤完整性受损的危险与营养不良、水肿、皮肤瘙痒、长期卧床有关。

6.潜在并发症:上消化道出血、肝性脑病、感染、肝肾综合征。

【护理措施】

1.休息与活动　肝功能代偿期患者可参加一般轻工作;肝功能失代偿期或有并发症者,须卧床休息,病室环境要安静、舒适;大量腹水患者可采取半卧位、坐位或取其自觉舒适的体位,使膈肌下降,以利于减轻呼吸困难;肢体水肿者,可抬高下肢,以利静脉回流,减轻水肿。并告知患者休息有利于保证肝、肾血流量,避免加重肝脏负担,促进肝功能的恢复;卧床休息时使用床栏,防止坠床。

2.病情观察

(1)密切观察患者精神、表情、行为、言语、体温、脉搏、呼吸、血压的变化以及有无扑翼样震颤、皮肤黏膜、胃肠道有无出血等,及时发现有无感染、出血征兆及肝性脑病先兆表现。

(2)观察患者的食欲、有无恶心呕吐、对饮食的爱好等;评估其营养状况,包括每日营养摄入量、体重、化验室检查的有关指标变化。

(3)观察腹水和皮下水肿的消长情况,准确记录出入液量、测量腹围及体重,在患者有进食量不足、呕吐、腹泻时,或遵医嘱使用利尿剂及放腹水后更应加强观察。

(4)及时送检各类标本,监测血常规、大便隐血、肝功能、电解质及血氨等的变化,尤其在使用利尿剂、抽腹水后和出现吐泻时应密切观察电解质的改变。

3.饮食护理　既保证饮食中的营养供给又必须遵守必要的饮食限制是改善肝功能、延缓肝硬化病情进展的基本措施。以高热量、高蛋白质、低脂、维生素、矿物质丰富而易消化的食物为原则,并根据病情变化及时调整,必要时遵医嘱给予静脉内营养补充。严禁饮酒。分述如下:

(1)总热量:充足的热量可减少对蛋白质的消耗,减轻肝脏负担,有利于组织蛋白的合成。肝硬化患者要有足够的热量,每日食物热量以2500~2800千卡较为适宜。按体重计,每日每千克体重约需热量

35～40 千卡。

（2）蛋白质：蛋白饮食对保护肝细胞、修复已损坏的肝细胞有重要意义，应适量供给，一般每日供给 100～120 克。血浆蛋白减少时，则需大量补充蛋白质，可供 1.5～2g/kg·d，有腹水或使用糖皮质激素治疗者可增至每天 2～3g/kg·d。但在肝功能严重受损或出现肝昏迷先兆症状时，则要严格限制进食蛋白量，控制在 30g/d 左右，以减轻肝脏负担和减少血中氨的浓度。蛋白质主要来源以豆制品、鸡蛋、牛奶、鱼、瘦肉、鸡肉等为主，尤其是豆制品，因其所含的蛋氨酸、芳香氨基酸和产氨氨基酸较少，且含可溶性纤维，可避免诱发肝性脑病或防止便秘。

（3）糖类：供应要充足，每日以 300～500 克为宜。充足的糖类可保证肝脏合成并贮存肝糖原，对防止毒素对肝细胞的损害是必要的。但是过多地进食糖类，不仅影响食欲，而且容易造成体内脂肪的积聚，诱发脂肪肝及动脉硬化等症，病人体重也会日渐增加，进一步加重肝脏的负担，导致肝功能日渐下降。

（4）脂肪：适量摄入可保证足够的总热量，也有助于增加患者的食欲，但不宜过多。肝硬化病人的肝脏胆汁合成及分泌均减少，使脂肪的消化和吸收受到严重影响。过多的脂肪在肝脏内沉积，不仅会诱发脂肪肝，而且会阻止肝糖原的合成，使肝功能进一步减退。一般来说，每日以 40～50 克为宜。禁用动物油，可采用少量植物油。

（5）维生素：维生素要全面而丰富。B 族维生素对促进消化、保护肝脏和防止脂肪肝有重要生理作用。维生素 C 可促进新陈代谢并具有解毒功能。脂溶性维生素 A、D、E 对肝都有不同程度的保护作用。新鲜蔬菜和水果含有丰富维生素，如苹果、柑橘、柚子等，日常食用可保证维生素的摄取。

（6）矿物质：肝硬化病人体内多有锌和镁离子的缺乏，在日常饮食中应适量摄取含锌和镁丰富的饮食，如瘦猪肉、牛肉、羊肉、鱼类以及绿叶蔬菜或乳制品等。

（7）盐和水：有腹水者，应予少盐或无盐饮食，大量腹水时，钠盐的摄入量限制在 0.6~1.2g/d。水的摄入量限制在 1500ml/d 以内。如血清钠小于 130mmol/L,每日摄水量应控制在 1000ml 以下。若有稀释性低钠血症,血清钠小于 125mmol/L,摄水量应限制在 300~500ml/d(由于 1g 钠约潴留 200ml 水,故限制钠的摄入比水更为重要)。要教会患者如何安排每日摄入的食盐量,并向患者介绍各种食物的成分,例如含钠量高的食物有咸肉、咸鱼、酱菜、罐头食品及酱油、含钠味精等,应尽量减少食用;多食含钠较少的粮谷类、瓜茄类和水果等。

(8)少食多餐:肝硬化病人的消化能力降低,每次进食不宜过量,以免加重肝脏负担。要少食多餐,尤其是在出现腹水时,更要注意减少进食量,以免增加饱胀不适的感觉。食谱应多样化,讲究色美味香及软烂可口易消化,以增加病人的食欲。

(9)避免食物诱发上消化出血:有食管胃底静脉曲张者,应避免进食坚硬、粗糙的食物,以防止刺伤食道造成破裂出血。可指导患者进食菜泥、果泥、肉末、软饭、面食等,且进餐时应细嚼慢咽;服用片剂的药物应先磨成粉末再行服用。

4.对症护理

(1)皮肤黏膜出血:①避免外力碰撞身体或肢体局部长时间束缚(如测血压、静脉穿刺扎止血带等),导致皮下出血;②做好口腔护理,保持口腔清洁和完整,避免感染和出血。指导患者选择合适的牙具,避免使用刷毛太硬的牙刷,切勿用牙签剔牙,以防牙龈损伤或出血;③有牙龈出血者,用软毛牙刷或含漱液清洁口腔;④避免用力擤鼻、挖鼻孔,鼻衄时,可以局部冰敷。

(2)腹水/水肿的皮肤护理:①选择宽松合适、柔软舒适的衣裤,以免衣物过紧影响肢体血液循环;②协助患者勤修剪指甲,告知勿搔抓皮肤以免破损感染;③每日温水擦身,动作宜轻柔,避免用力擦拭致破损或皮下出血,尤其是水肿部位。指导患者避免使用碱性香皂与沐浴液,并使用性质温和的护肤乳液,以减轻皮肤干燥及瘙痒症状;④长期卧床患者协助床上翻身,预防压疮的发生;⑤阴囊水肿明显时,可使用软垫或托带托起阴囊,以利于水肿消退和防止摩擦破损。

(3)腹腔穿刺放腹水护理:①协助医师准备穿刺用物及药品;②术前向患者说明穿刺的目的、注意事项,并测量体重、腹围、生命体征,嘱患者排空小便,以免误伤膀胱;③术中观察患者面色、脉搏、呼吸及有无不适反应;④术毕以无菌敷料覆盖穿刺部位,并以腹带加压收紧包扎,以免腹内压骤降致回心血量突然减少发生虚脱;⑤协助患者取侧卧位,以减轻穿刺点的表面张力,防止和(或)减轻溢液,术后至少卧床休息 12 小时;⑥及时送检腹水标本,记录抽出腹水的量、性质和颜色;⑦术后注意观察患者血压、脉搏、神志、尿量及不良反应;监测血电解质的变化;⑧观察穿刺部位敷料有无渗出,渗出液量及色,及时更换浸湿敷料、腹带。

5.用药护理　①指导患者正确的服药方法、时间及有可能出现的副作用,并观察服药后的效果,慎用安眠镇静剂。②使用利尿剂应注意:遵医嘱小剂量、间歇利尿;监测神志、体重、尿量及电解质,利尿治疗以每天减轻体重不超过 0.5kg 为宜,以免诱发肝性脑病、肝肾综合征;使用排钾利尿剂者应注意补钾;观察腹水,渐消退者可将利尿剂逐渐减量。③指导患者不可随意增减药量及擅自服用他药,以免加重肝功能损害。

6.心理护理　关心体贴患者,懂得去聆听其倾诉,了解其疾苦,排解其忧郁,消除其顾虑,以积极乐观的生活态度影响患者,增强患者战胜疾病,应对变化的信心、力量和能力。同时要让患者明白七情伤体的道理,自觉地克服不良情绪,而做到心境平和,气机调畅,提高机体的抗病力。

【健康教育】

1.向患者讲解与肝硬化预后的相关知识,使之掌握自我护理的方法,学会自我观察病情变化,要求患者及家属掌握各种并发症的诱因及其主要表现,出现异常及时就诊。

2.指导患者合理安排生活起居,注意休息,生活规律,保证充足的休息与睡眠;失代偿期更应多卧床休息,避免疲劳;指导患者学会自我观察大小便的色、质、量,学会自测并动态地观察体重、腹围、尿量;保持大便通畅,切忌怒责;便秘时可按医嘱服用乳果糖等调节排便;指导患者学会自我调摄,防止诸如上呼吸道、胃肠道、皮肤等各类感染。

3.指导患者根据病情制定合理的饮食计划和营养搭配,切实落实饮食计划。饮食宜丰富维生素、蛋白质,高热量,易消化;禁止饮酒。忌辛辣、粗糙、坚硬、肥厚、刺激性食物及浓茶、咖啡等。

4.指导患者了解常用的对肝脏有毒的药物,用药应遵医嘱,不能随意服用或更改剂量,以免加重肝脏损害,避免使用镇静安眠药。

5.指导患者保持平和心情,防止郁怒伤肝。

第二节　肝性脑病护理

【概述】

肝性脑病(HE)是肝脏功能严重障碍,由肝衰竭、肝硬化等慢性肝病或门体分流所引致,以代谢紊乱为基础的中枢神经系统功能失调的一种综合征。临床上以神经精神症状为主,表现为行为异常,意识障碍,昏迷,可有扑翼样震颤和病理神经反射。诊断前需排除其他脑病和中枢神经系统失调综合征。近年把轻微型肝性脑病,即没有可识别的大脑失常临床表现及相关的症状和体征,只有通过精细的智力测试或神经电生理检测才有异常发现的肝性脑病,也归入本症。

【病因】

1.上消化道出血　每100毫升血液中含蛋白质约20克,出血后血液淤积在胃肠道内,蛋白质分解,肠内产氨增高。

2.大量排钾利尿、放腹水　常导致有效循环血容量减少及大量蛋白质和水、电解质丢失,可致低钾性碱中毒,促使 NH_3 透过血脑屏障,进入到脑细胞产生氨中毒。

3.高蛋白质饮食　可导致血氨增高。

4.药物   镇静药、麻醉药可直接抑制大脑和呼吸中枢,造成缺氧加重肝脏损害。含氮药物可引起血氨增高。加重肝损害的药物也是诱发肝性脑病的常见原因,如乙醇、抗结核药物等。

5.感染   增加了肝脏吞噬、免疫、解毒功能负荷,并引起代谢增高与耗氧量增加。

6.便秘   可以使含氮物质与肠道细菌接触时间延长,有利于氨的产生和吸收。

7.其他   腹泻、外科手术、尿毒症、分娩等可增加肝、脑、肾代谢负担或抑制大脑功能,从而促使肝性脑病的发生。

【临床表现】

肝性脑病的分期及临床表现具体见表 5-1。

表 5-1　肝性脑病的分期及临床表现

分期	意识	智力	个性、举止	神经肌肉异常	脑电图
0期（轻微型）	无改变	注意力和操作能力下降,心理智能测试异常	无改变	无改变	无改变
Ⅰ期（前驱期）	意识下降,性格改变,日夜颠倒	计算能力下降、注意力不集中、健忘	行为夸张欣快或抑郁、多语、易激	扑翼样震颤、共济失调、书写障碍	对称性慢波 4～7 次/秒
Ⅱ期（昏迷前期）	嗜睡,举止失常	定向力丧失计算能力和记忆力显著下降	抑制力下降、个性明显改变,焦虑或淡漠、行为不恰当	扑翼样震颤、言语不清、反射减退、共济失调	对称性慢波 4～7 次/秒
Ⅲ期（昏睡期）	昏睡但可叫醒,精神错乱	计算力和有意交流丧失	行为举止怪异、偏执或易怒,情绪激动	扑翼样震颤、反射亢进、肌阵挛	对称性慢波 4～7 次/秒

分期	意识	智力	个性、举止	神经肌肉异常	脑电图
Ⅳ期 (昏迷期)	浅昏迷或深 昏迷	无	无	扑翼样震颤不 能引出,反射 消失	对称性慢 波 1～3 次/秒

【护理】

(一)入院时

1.意识障碍　与血氨增高、大脑处于抑制状态有关。

(1)护理目标:患者感知恢复正常。无受伤、误吸发生。

(2)护理措施

1)饮食护理:以碳水化合物为主要食物,每日供给热量 1200～1600kcal 和足量的维生素。昏迷者鼻饲 25%葡萄糖液供给热量。胃不能排空时应停止鼻饲改用静脉滴注。全日蛋白质<30～40g,给予支链氨基酸为主的豆制品(即植物性蛋白)最好,不用动物性蛋白,昏迷时禁用蛋白质。水入量一般为尿量加 1000ml/d。脂肪尽量少用。

2)避免其他诱发因素,防止导致病情加重。禁止给病人应用安眠药和镇静药物,防止大量进液或输液,防止感染,保持大便通畅。

3)作好昏迷病人的护理。病人取仰卧位,头略偏向一侧以防舌后坠。保持呼吸道通畅,必要时吸氧。对眼睑闭合不全角膜外露病人可用生理盐水纱布覆盖眼部。做好尿潴留、大小便失禁的护理及防压疮的护理。

4)加强病情观察。对一期、二期病人的性格改变和行为异常应予重视并严密观察,协助医师及早诊断,及时处理以控制病情的恶化。加强对病人生命体征的监测并作记录。

5)认真执行医嘱进行药物治疗。准确而迅速给以降氨等有关药物,了解药物的作用、注意事项及药物不良反应等。

2.心律失常、心脏停搏危险

(1)护理目标:病人家属对受伤危险的认知程度增加,并能采取有效措施加以预防,未出现受伤现象。未出现心律失常和心脏停搏等并发症。

(2)护理措施

1)准确记录液体出入量,如饮食饮水量、静脉补液量、大小便量、呕吐和引流液量等。准确记录24小时出入水量可供临床医师参考、及时调整补液方案。

2)遵医嘱补钾。静脉补钾时,要做到:①见尿补钾:一般以尿量超过40ml/h或500ml/d方可补钾;②禁止静脉推注钾,防止血钾突然升高,导致心脏停搏;③限制补钾总量;④控制补液中钾浓度:补液中钾浓度不超过40mmol/L(氯化钾3g/L);⑤滴速勿快:补钾速度不宜超过20～40mmol/h。

3)疗效观察:病人补液过程中,严密观察治疗效果和注意不良反应。如神志、脱水征象、生命体征和辅助检查结果。

4)移去环境中的危险物品,减少意外受伤的可能。建立安全保护措施,如加床栏保护、加强监护,以免发生意外。

5)并发症的预防和急救。在加强对病人生命体征观察的同时,严密监测心电图。一旦病人出现心律失常应立即通知医师,积极配合治疗;若出现心脏停搏应做好心肺复苏的急救和复苏后的护理。

3.体液过多:腹水

(1)护理目标:病人能维持正常水电解质平衡。

(2)护理措施

1)轻度腹水者可采取平卧位,以增加肝、肾血流量;大量腹水者应取半卧位,使横膈肌下降,减轻呼吸困难。

2)限水限钠,限制每日的进水量与盐的摄入量,每日进水量控制在1000ml左右,盐限制在1～2g。

3)准确记录液体出入量,如饮食饮水量、静脉补液量、大小便量、呕吐和引流液量等。定期测量腹围、血压、体重,查看双下肢水肿情况并认真做好记录。注意监测电解质、清蛋白数值。

4)做好皮肤护理。每天可用温水轻轻擦浴,保持皮肤清洁。水肿好发部位是病人的臀部、外阴、下肢,可用棉垫或气圈保护,经常更换体位,防止压疮发生。

5)督促病人正确服用利尿药,并观察疗效。

(二)住院过程中

1.做好安全防护,避免肝性脑病的诱发因素,防止病情加重

(1)护理目标:病人烦躁不安时能及时发现并妥善处理,保证病人安全。病人家属能配合治疗及护理。

(2)护理措施

1)严密观察病情,注意观察神志、瞳孔变化。

2)加强床边防护,防止坠床。

3)防止大量进液或输液,过多液体可引起低血钾、稀释性低血钠、脑水肿等,从而加重肝性脑病。

4)避免快速利尿和大量放腹水,防止水电解质紊乱和酸碱失衡。

5)防止感染,保持大便通畅。

2.活动无耐力,与电解质紊乱有关

(1)护理目标:恢复血清钾水平,增强活动耐受力。

(2)护理措施

1)加强对血清电解质水平的动态监测。

2)控制病因或诱因的护理:鼓励病人多进食牛奶、香蕉、橘子汁、番茄汁等含钾丰富的食物。

3)增加病人活动耐受力:依据病人耐受程度,为其制订循序渐进的活动计划,并根据其肌张力的改善程度,逐渐调整活动内容、时间、形式和幅度,且主动协助或鼓励病人实施活动计划,使之逐渐增加活动耐力。

3.知识缺乏

(1)护理目标:患者及家属了解药物使用的相关知识和注意事项,能积极配合。

(2)护理措施

1)教会患者及家属如何正确服用各种药物、如何识别药物的不良反应,出现异常情况时要及时就诊。

2)新霉素可影响肠黏膜对一些营养物质如糖、脂肪酸、氨基酸、维生素 A、K 等的吸收。少量吸收入血可引起肾和前庭神经的损害。肾功能不全时不宜使用。

3)乳果糖开始时以 30～45ml/h 口服,直到出现腹泻,然后逐渐减量到每天保持 2～4 次软便为宜,一般维持量是 30ml,每天 2～3 次。不良反应为饱胀、腹绞痛、恶心呕吐等。

4)谷氨酸钾或谷氨酸钠能与氨结合,生成谷氨酰胺,经肾脏排泄。两药均系碱性,能加重碱中毒,因此在碱血症时先静脉滴注精氨酸或大量维生素 C。

(三)出院前指导

1.做好出院前健康教育

(1)护理目标:使患者及家属掌握出院后的健康相关知识,促进疾病缓解,避免疾病复发。

(2)护理措施

1)告知患者及家属多数肝性脑病的发生都有明显的诱发因素,如上消化道出血、大量排钾利尿、大量放腹水、高蛋白饮食、便秘、服用镇静催眠药或感染等。指导患者及家属尽量避免诱发因素,防止复发。

2)出院用药指导:护士教会患者及家属如何正确服用各种药物、如何识别药物的不良反应,出现异常情况时要及时就诊。

3)指导患者及家属定期来院复诊。

2.做好心理护理

(1)护理目标:患者能保持心情愉快,有信心通过自我保健使疾病不致恶化。

（2）护理措施

1）病人意识一旦清醒后，及时介绍病因与诱发因素，使病人认识病情的严重性，但又有信心延缓病情进展。

2）指导家属关心、照顾患者。

【安全提示】

1.加强安全防护 部分早期肝性脑病患者因行为异常、狂躁而出现自伤或伤害他人行为。因此，在护理工作中护士除了加强病房巡视外，还应祛除病房内一切不安全因素，把水果刀、热水瓶、玻璃杯、剪刀等危险物品收藏好，及时与患者家属联系，告知病情，请家属陪护或派专人陪护，以免发生意外。当患者出现狂躁时，护理人员以尊重、体谅、和蔼态度对待，切忌伤害人格或以绝望的态度对待，更不能训斥，以免使患者更狂躁。慎用镇静剂，必要时加床栏或使用约束带，防止坠床或撞伤。约束带在使用时应注意病人肢体皮肤的变化，应用棉垫包裹后再约束，每 2 小时放松一次，观察皮肤的情况，躁狂的病人可用大单在其胸腹部及膝部处进行约束，注意大单的宽度和松紧度要适宜。

昏迷的病人要保持呼吸道通畅，保证氧气供给。注意观察病人口中有无分泌物，可将病人头偏向一侧，并及时清除分泌物。有尿失禁或尿潴留者，可留置导尿管，保持会阴部皮肤的干燥、清洁，预防感染，并准确记录小便的颜色及量。昏迷的病人还应预防压疮的发生，每 2 小时翻身一次，每次翻身后应在骨突处按摩或热敷以促进血液循环，可在两腿之间放软枕，必要时应用防压疮气垫床。

应用药物时应注意病人的用药疗效及不良反应，包括静脉用药、口服用药及灌肠用药，同时应注意病人的用药安全性，意识不清的病人防止自行将管路拔出、防止针头刺伤以及自伤或伤害他人。

2.消除诱因 对于肝性脑病病例，在起病之初就应积极寻找引起昏迷的诱发因素。多数肝性脑病的发生都有明显的诱发因素，如上消化道出血、大量排钾利尿、大量放腹水、高蛋白饮食、便秘、服用催眠镇静药或麻醉剂以及感染等,这些因素都是可以避免或治疗的。消除诱因是避免肝性脑病发生发展的最基本策略和重要环节。

3.防治脑水肿、出血与休克　颅内压增高超过 30mmHg 时可出现脑水肿的临床症状,最早症状是收缩期高血压、肌张力增高,并逐渐成为去大脑姿态。终因脑疝形成,出现呼吸抑制而死亡。可应用甘露醇、高渗葡萄糖静脉滴注达到脱水、降低颅内压作用。另外,抬高头部 20°可降低颅内压,但头部抬高到 40°～60° 时,相反地将使颅内压显著增高,故对合并脑水肿的肝性脑病人应采取头部轻度抬高的姿势,但勿高于水平位 30°。由于肝衰竭者常有凝血障碍,甚至有发生 DIC 的可能,如有发生应积极处理。应用 H_2 受体拮抗剂、质子泵抑制剂使胃内 pH保持在 5.0 以上,可防止上消化道出血。另外,静脉滴注维生素 K_1、输新鲜血或冷沉淀可达到预防和治疗出血的目的,一旦出现上消化道大出血,应立即按消化道大出血常规处理。

【经验分享】

1.提高肝性脑病患者灌肠的效果　给予肝性脑病病人灌肠治疗是减少肠道内毒性代谢产物尤其是减少氨的一项重要措施。灌肠液以生理盐水为最佳,一次剂量可用 500～700ml,并加用适量的 0.25%～1%醋酸溶液。肝性脑病患者灌肠宜采取抬高臀部然后右侧卧的体位。因为右半结肠是产氨最多的地方,灌肠液应抵右半结肠才能有效地清除该处的内容物,并降低该处的 pH 值,减少毒物的生成和吸收。用弱酸性溶液灌肠,可使肠内的 pH 值保持于 5～6,有利于血中 NH_3 逸出进入肠腔随粪便排出,忌用肥皂水灌肠。每日大便 3～5 次最为理想,注意肛门周围皮肤护理。

2.正确实施饮食护理　食人的蛋白质大部分在肠道内被消化吸收,未被吸收的部分被肠道细菌所分解而产生氨。因此肝性脑病患者要避免含氮较多的食物进入肠道,防止因肠道细菌分解而产生有毒物质,尤其是产氨。控制与调整饮食中蛋白质摄入量,能量供给应以糖类为主,每天供给热量 1200～1600kcal 和足量的维生素,并保持糖类和蛋白质的比例均衡。有肝性脑病病史者的蛋白质摄入量不宜超过 70g/d，但不能低于 40g/d，以免引起负氮平衡。发生肝性脑病时，更应严格控制蛋白质摄入量。病人清醒后可以从少量蛋白质开始进食，以植物蛋白质为主，开始每千克体重 0.5g/d，能耐受时增至 40～80g/d。因植物蛋白质含纤维素丰富，能促进肠道蠕动，且有降低氨生成的潜在作用。

轻微肝性脑病患者不必禁食蛋白质，但应以植物性蛋白或动、植物混合性蛋白饮食结构为佳。Ⅰ～Ⅱ期肝性脑病患者起病数日内的蛋白质摄入量应限制在 20g/d 以内，如病情好转，每 3～5 天可增加 10g 蛋白质，完全恢复后每天可摄入 0.8～1.0g/kg 体重的蛋白质，以维持基本的氮平衡。Ⅲ～Ⅳ期肝性脑病患者应禁止从胃肠道补充蛋白质。显著腹水者钠量应限制在 250mg/d，水入量一般为尿量加 1000ml/d。食物配制应注意含有丰富的维生素，尤其维生素 C、维生素 B 族、维生素 K 及维生素 E 等，不宜用维生素 B6，因其可使多巴在周围神经处转为多巴胺，影响多巴进入脑组织，减少中枢神经系统的正常传导递质。脂肪尽量少用，因脂肪可延缓胃的排空。

3.放腹水的病人护理 腹腔穿刺放腹水前嘱病人排尿，以免穿刺时损伤膀胱。放液前遵医嘱测量体重、腹围并记录。穿刺时根据病人情况采取适当体位，如坐位、半坐卧位、平卧位、侧卧位，根据体位选择适宜穿刺点。告知病人在操作过程中若感头晕、恶心、心悸、呼吸困难，应及时告知医护人员，以便及时处理。

一次放液过多可导致水电解质紊乱及诱发或加重肝性脑病，因此应慎重。大量放液后需束以多头腹带，以防腹压骤降，内脏血管扩张而引起休克。放腹水完毕，穿刺点用碘仿消毒后，覆盖无菌纱布，稍用力压迫穿刺部位数分钟，用胶布固定。测量腹围、脉搏、血压及检查腹部体征并记录。嘱病人卧床休息。密切观察病人的生命体征变化及术后反应，观察穿刺处无菌纱布是否干燥、局部有无渗出。观察并记录放腹水的量、颜色以及病人有无不适。

4.肝性脑病的健康指导 疾病知识的指导：向病人及家属介绍导

致肝性脑病的各种诱发因素及避免方法。

　　饮食和生活指导:①嘱病人养成良好的生活习惯,保持粪便通畅。②病人抵抗力低下,应注意避免感染,保持床单的清洁干燥,保证病人的个人卫生,减少与外界的接触。平时注意保暖,防止感冒。③病人由于长期肝脏受损,肝功能减退及营养摄入不足,导致体质下降,不能从事重体力劳动或长时间活动。有些肝性脑病病人在昏迷前期的躁狂后出现身体疲乏,此时应让病人卧床,有专人陪护,在病人进食、如厕时保证其安全性。④使病人了解减少饮食中蛋白质的重要性,从而能自觉遵守。进蛋白质饮食时以植物蛋白质如豆腐为主,减少动物蛋白质如肉类的摄入。

　　用药指导:指导病人严格遵医嘱服药,了解药物的不良反应。

　　定期复查:指导家属学会观察病人的思维过程、性格、行为、睡眠方面的改变,一旦有诱发因素存在,应及时就诊。

第三节　胆源性急性胰腺炎护理

　　胆源性胰腺炎是指由胆道结石、炎症等引起胰管梗阻,胰黏膜屏障损害,胰液外溢,胰腺组织自我消化,形成急性胆源性胰腺炎。其在临床上发病率较高,仅次于急性阑尾炎、急性肠梗阻、急性胆道感染和胃十二指肠溃疡。

【病因】

　　胆道的结石、蛔虫、感染、瘢痕狭窄、肿瘤、炎性水肿等各种疾病均可引起急性胰腺炎的发生,其中结石和感染是最常见的原因。"共同通路"是其发生的解剖基础。

　　1.结石　胆道系统的结石不仅结石本身可造成壶腹部的狭窄,而且结石可引起黏膜的损伤造成继发性水肿或感染,加重狭窄。壶腹部狭窄,胆道内压力增加,胆汁逆流入胰腺,胰酶被激活,引起胰腺自身消化。

2.感染　胆道系统被细菌感染时,胆汁内含有大量细菌及其代谢产物,其中的某些成分如细菌酰胺酶等可激活胰酶,造成胰腺的自身消化和急性炎症;胆总管的炎症可直接累及胰管,导致胰管引流不畅而向胰组织内逆流而发病。

3.其他　胆道寄生虫、瘢痕狭窄、肿瘤及奥狄括约肌功能不全等均可造成胰管梗阻,胰液排泄不畅,胆汁逆流等而发生本病。

【发病机制】

1.结石嵌顿于壶腹部,胆汁通过共同管道逆流入胰管内,感染即带入胰管。

2.胆石排泄过程中,使 Oddi 括约肌发生麻痹性松弛,肠内容物反流入胰管导致胰腺炎。

3.毒性物质对胰腺组织的损伤。包括游离胆汁酸、细菌非结合胆红素及溶血卵磷脂。游离胆汁酸具有毒性可损害胰管黏膜屏障;细菌能分泌葡萄糖醛酸酶,后者能分解结合胆红素为非结合胆红素,而非结合胆红素对胰腺有毒性;急性胆囊炎病人胆汁内有溶血卵磷脂,它能直接损害胰组织。

【临床表现】

1.症状

(1)腹痛:起始于上腹部,出现早,是本病的主要临床表现。典型的临床症状是常突然感脐上偏左疼痛,呈刀割样,持续性疼痛,并有阵发性加重,可放射至肩部、胁部和腰背部。随着炎症的扩散,腹痛范围可呈带状,或向全腹扩散。

(2)恶心和呕吐:初期发作较为频繁,常常为喷射状,内容有食物和胆汁。晚期出现肠麻痹可呕吐出粪样物。该症状与腹痛同时出现,为本病的早期表现。

(3)腹胀:腹胀的程度与胰腺炎的病变程度有一定关系,轻者持续2~3 天,重者可持续 7 天以上,常伴有肛门停止排气排便。是本病的常见症状。

（4）黄疸：多为阻塞性黄疸，一般症状较轻，但少数出血坏死型黄疸是严重腹腔内感染引起的肝功能损害的表现。

（5）其他：少数病人可出现发热、消化道出血、休克征等症状。

2.体征

（1）腹部压痛和腹肌紧张：多数患者上腹部有压痛，腹肌紧张，但其程度不如胃肠穿孔或胆囊穿孔，部分病人有弥漫性腹膜炎表现。

（2）休克：部分病人可出现脉搏加快，血压降低，呼吸加快，面色苍白、肢端厥冷、表情淡漠或烦躁不安。

（3）出血征象：外溢的胰液沿组织间隙达到皮下脂肪，使毛细血管破裂出血，脐周或腰部前下腹壁的局部皮肤呈青紫色。

（4）肠梗阻及移动性浊音：常为麻痹性肠梗阻。腹腔内出血渗出较多时，可叩出移动性浊音。

【检查】

1.实验室检查

（1）血液检查：本病常有白细胞计数增高，血红蛋白和血细胞比容增加，二氧化碳结合力降低。血糖在发作早期增高，持续数小时至数天。急性坏死型病人血钙在 2～5 天开始下降，如果在 1.75mmol 以下，说明病情严重。血淀粉酶增高是诊断胰腺炎的重要依据之一。急性胰腺炎病人 70%～95% 表现有血清淀粉酶增高。24h 到达高峰 5 天以内恢复正常，持续增高 12 天以上者，表示已有并发症存在。

（2）腹腔穿刺：急性坏死型胰腺炎时，腹腔穿刺常可抽到混浊液，且可能见脂肪小滴，并发感染时可呈脓性腹腔混浊液，淀粉酶常增高，高于血清淀粉酶，且持续时间也比血清淀粉酶长 2～4 天。

2.其他辅助检查

（1）腹部平片：急性胰腺炎病人胰腺阴影增大，边缘不清，密度增高，局限性肠麻痹，横结肠截断征（仰卧位时可见结肠的肝曲、脾曲充气而横结肠中段无气）。

（2）胸部透视：可见左侧膈肌升高，中等量左胸腔积液，或左下肺不张。

（3）B 型超声检查：可发现胰腺弥漫性肿胀增大，轮廓线略呈弧状膨出。

（4）CT 检查：局灶性或弥漫性胰腺增大，密度不均，外形不规则，胰腺或胰腺周围液体积聚等。

【诊断】

急性胰腺炎的诊断要结合临床、生化指标和影像学检查结果作出综合判断。

【治疗】

本病常需中西医结合治疗，尤其是对于急性出血坏死型胰腺炎，更应当配合抗休克、抗感染、对症支持、手术等措施。

1.控制饮食和胃肠减压　症状轻者进食少量清淡流质，恶心、呕吐、腹胀明显时，需胃肠减压，中药可自胃管注入。

2.支持疗法　静脉补充电解质，维护足够的循环血容量，补充足够、全面的营养，对于提高本病疗效十分重要。

3.抗生素的应用　主要是抑制肠道细菌生长，预防和控制继发感染常选用广谱抗生素。

4.抗胰酶疗法　抑制胰腺分泌等措施均可应用。

5.手术治疗　目前的趋势是在积极对症、支持疗法的基础上，待病人的急性症状已缓解之后，再采取延期手术，多在急性发作后 7 天左右进行。但是对于诊断不肯定和经使用各种支持疗法病情仍进行性恶化者，应及时手术治疗。手术方式应根据胆道病变的不同而选择。对于胰腺本身的处理可采用胰腺引流、胰腺切除等术式。

第四节　原发性肝癌护理

原发性肝癌是指由肝细胞或肝内胆管上皮细胞发生的恶性肿瘤。原发性肝癌是我国常见的恶性肿瘤之一，其病死率在消化系统恶性肿瘤中居第三位,仅次于胃癌和食管癌。其发病率有上升趋势,全世界每年平均约有 25 万人死于肝癌,而我国占其中的 45%。本病多见于中年男性,男女之比为(2~5):1。

【常见病因】

原发性肝癌的病因尚未完全明确,根据高发区流行病学调查,可能与下列因素有关。

1.病毒性肝炎。

2.肝硬化。

3.黄曲霉毒素。

4.饮用水污染。

5.遗传因素。

6.其他:一些化学物质如亚硝胺类、偶氮芥类、有机磷农药、乙醇等均是可疑的致癌物质。肝小胆管中的华支睾吸虫感染可刺激胆管上皮增生,为导致原发性胆管细胞癌的原因之一。

【临床表现】

1.症状

(1)肝区疼痛:是肝癌最常见的症状,半数以上患者有肝区疼痛,多呈持续性胀痛或钝痛。如病变侵犯膈肌,疼痛可牵涉右肩或右背部。

(2)消化道症状:常有食欲缺乏、腹胀,也可有恶心、呕吐、腹泻等。

(3)全身症状:有进行性消瘦、发热、食欲缺乏、乏力、营养不良和恶病质等。

(4)转移灶症状:肿瘤转移引起的相应症状。

2.体征

(1)肝大:肝呈进行性增大,常有不同程度的压痛。

(2)黄疸:一般出现在肝癌晚期,多为阻塞性黄疸,少数为肝细胞性黄疸。

(3)肝硬化征象:在失代偿期肝硬化基础上发病者有基础病的临床表现。原有腹水者可表现为腹水迅速增加且具难治性。血性腹水多因肝癌侵犯肝包膜或向腹腔内破溃引起,少数因腹膜转移癌所致。

3.转移途径

(1)肝内转移:肝癌最早在肝内转移,易侵犯门静脉及其分支并形成血栓。

(2)肝外转移:分为血性转移、淋巴转移和种植转移。其中血性转移最常见的转移部位为肺,种植转移少见。

【并发症】

1.肝性脑病　是原发性肝癌终末期最严重并发症。

2.上消化道出血　上消化道出血约占肝癌死亡原因的15%。

3.肝癌结节破裂出血　大量出血可致休克,少量出血则表现为血性腹水。

4.继发感染　本病病人在长期消耗或因放射、化学治疗而致白细胞减少的情况下,抵抗力减弱,加之长期卧床等因素,容易并发各种感染,如肺炎、败血症、肠道感染等。

【辅助检查】

1.肿瘤标记物的检测　甲胎蛋白(AFP)检测现广泛用于原发性肝癌的普查。

2.影像学检查　主要手段有B超、CT、磁共振成像及肝血管造影。其中,超声检查是目前肝癌筛查的首选检查方法。

3.肝穿刺活体组织检查　超声或CT引导下穿刺行组织学检查是确诊肝癌的最可靠的方法。

【治疗原则】

1.手术治疗　手术切除是目前根治原发性肝癌的最好手段。

2.局部治疗　包括肝动脉化疗栓塞治疗、无水乙醇注射疗法、微波组织凝固技术、射频消融、高强度聚焦超声治疗及激光治疗等。

3.其他治疗　包括放射治疗、生物和免疫治疗及全身综合治疗。

【护理】

1.护理评估

(1)一般状况与营养状况:饮食及消化情况,如食欲、进食种类等,日常休息及活动量、活动耐力,其他一般身体状况。

(2)疼痛的评估:疼痛的性质、强度、部位及伴随症状。

(3)心理状况评估:评估患者的心理状态,有无焦虑、抑郁、易怒、悲观等情绪。

(4)相关知识评估:评估病人对疾病认知程度及态度。

2.护理要点及措施

(1)病情观察:①生命体征、意识状态、呼吸频率、心率等;②有无疼痛及疼痛程度;③观察有无出血的表现:有无呕血及粪便的颜色改变等。

(2)疼痛的护理:①观察病人有无疼痛,疼痛的性质及程度,及时发现和处理异常情况。②指导并协助病人减轻疼痛:教会病人一些放松和转移注意力的技巧,如做深呼吸、听音乐、与病友交谈等。③保持环境安静、舒适,减少对病人的不良刺激和心理压力,尊重病人,认真倾听病人述说,及时作出适当的回应。④按医嘱采取镇痛措施。

(3)心理护理:护士对消极的病人要分析原因,做好心理安慰,及时调整病人的心态,做好生活指导;对于乐观的病人,要做好康复指导,留心观察心理变化,以便及时发现问题及时解决。对于不同年龄、不同性格、不同经济条件和不同文化背景的病人应一视同仁,取得病人的信赖建立良好的护患关系,善于谅解病人的过失,不与病人顶撞,宽宏大量。

(4)营养护理:④少量多餐及正餐间补充流质以解决易饱的问题;②多摄取高蛋白质、高热量的点心,如鲜奶及奶制品等;③增加额外热量的摄取,如在烹调食物时添加奶油或肉汤于食物中;④增加额外蛋白质的摄取,如食用强化牛奶和花生酱等;⑤当味觉丧失时必须尽可能加强食物的香味、质地以及外观来促进食欲;⑥用餐前1小时做半小时轻度运动来刺激食欲;⑦用餐时尽可能保持心情愉快;⑧事前安排每日菜单准备多种食物以做选择;⑨不能进食者可遵医嘱给予静脉补液治疗。

(5)肝动脉化疗栓塞(TACE)的护理

1)术前护理:向患者及家属做好有关治疗的必要性、方法和效果的解释,减轻其疑虑;做好各项检查的准备工作,如血常规、出凝血时间、肝肾功能、B超、CT等;行碘过敏或普鲁卡因过敏试验;术前6小时禁食禁水,术前半小时可遵医嘱给予镇静药。

2)术后护理:协助患者上床,观察股动脉穿刺处有无出血、渗血情况,足背动脉搏动情况,术肢温度;嘱病人绝对卧床休息6～8小时,72小时内多卧床、少活动,术侧下肢制动,穿刺点加压包扎6～8小时,凝血异常者应适当延长加压包扎及制动时间;术后若无明显不适可进清淡饮食,告知患者多饮水,有利于造影剂的排泄;术后24小时内密切观察体温、脉搏、呼吸、血压、神志等生命体征的变化;若出现高热、消化道出血、剧烈腹痛时要严密观察并及时报告医师处理。

3.健康教育

(1)疾病预防指导:注意饮食及饮水卫生,做好粮食保管,防霉去毒,保护水源,防止污染。积极宣传和普及肝癌的预防知识,定期对肝癌高发区人群进行普查,以预防肝癌发生和早期诊治肝癌。

(2)在医师指导下合理用药,忌服损肝药物,戒烟、酒。

(3)指导患者合理进食,以高蛋白质、适当热量、高维生素为宜,避免摄入高脂肪、高热量和刺激性食物。如有肝性脑病倾向,应减少蛋白质的摄入。

(4)指导患者保持乐观情绪,建立积极的生活方式,增加精神支持。保持生活规律,注意劳逸结合,避免情绪剧烈波动和劳累。

第六章　胰腺疾病

第一节　急性胰腺炎护理

急性胰腺炎(AP)是胰腺腺泡受损后,胰酶在胰腺内被激活并溢出胰管,使胰腺甚至其邻近组织被消化,造成胰腺的水肿、坏死和出血。临床上主要表现为上腹剧痛,常伴有恶心、呕吐,甚至休克等,是临床上常见的急腹症之一。

【病因与发病机制】

在正常情况下,胰腺具有避免自身消化的生理性防御屏障,它合成的胰酶绝大部分是无活性的酶原,酶原颗粒与细胞质是隔离的,胰腺腺泡的胰管内含有胰蛋白酶抑制物质,灭活少量的有生物活性或提前激活的酶。当酶原进入十二指肠后才能被激活以消化食物。如果酶原在胰腺内被激活,则胰腺被自身所消化,并引起急性胰腺炎。造成酶原被激活的因素如下:

1.胆石症与胆道疾病　胆石症、胆道感染或胆道蛔虫等均可引起急性胰腺炎,其中胆石症在我国最为常见。急性胰腺炎与胆石关系密切,由于在解剖上70%~80%的胰管与胆总管汇合成共同通道开口于十二指肠壶腹部,一旦结石嵌顿在壶腹部,将会导致胰腺炎与上行胆管炎,即"共同通道学说"。目前除"共同通道"外,尚有其他机制,可归纳为:①梗阻:由于上述各种原因导致壶腹部狭窄或(和)Oddi括约肌痉挛,胆道内压力超过胰管内压力(正常胰管内压高于胆管内压),造成胆汁逆流入胰管,引起急性胰腺炎;②Oddi 括约肌功能不全:胆石等移行中损伤胆总管、壶腹部或胆道炎症引起暂时性 Oddi 括约肌松弛,使富含肠激酶的十二指肠液反流入胰管,损伤胰管;③胆道炎症时细菌毒素、游离胆酸、非结合胆红素、溶血磷脂酰胆碱等,能通过胆胰间淋巴管交通支扩散到胰腺,激活胰酶,引起急性胰腺炎。

2.大量饮酒和暴饮暴食　酗酒、暴饮暴食可使胰腺分泌剧烈增加,并刺激 Oddi 括约肌痉挛和十二指肠乳头水肿,形成功能性胰管梗阻,使胰管内的压力骤增,引起胰腺泡及胰小管破裂,释出活性胰酶,产生自身消化作用而致病。长期酒癖者常有胰液内蛋白含量增高,易沉淀而形成蛋白栓,致胰液排出不畅。

3.胰管阻塞　胰管结石或蛔虫、胰管狭窄、肿瘤等均可引起胰管阻塞,当胰液分泌旺盛时胰管内压增高,使胰管小分支和胰腺泡破裂,胰液与消化酶渗入间质,引起急性胰腺炎。

4.其他　创伤和手术,特别是胰胆或胃手术、腹部钝挫伤;某些感染(如腮腺炎及伤寒等)、某些药物(如噻嗪类利尿药、肾上腺糖皮质激素等)、高血钙及高脂血症等,也是诱发急性胰腺炎的因素。动脉硬化、结节性动脉周围炎等致胰腺缺血可使胰腺抵抗力减弱,在其他因素损害下引发胰腺炎。此外,精神、免疫因素亦可诱发本病。5%～25%的急性胰腺炎病因不明,称为特发性胰腺炎。

上述各种病因导致胰腺腺泡内酶原激活,可发生胰腺自身消化的连锁反应。各种消化酶原激活后,其中起主要作用的活化酶有磷脂酶 A_2、激肽释放酶或胰舒血管素、弹性蛋白酶和脂肪酶。磷脂酶 A_2 在少量胆酸参与下分解细胞膜的磷脂,产生溶血磷脂酰胆碱和溶血脑磷脂,其细胞毒作用引起胰实质凝固性坏死、脂肪组织坏死及溶血。激肽释放酶可使激肽原变为缓激肽和胰激肽,使血管舒张和通透性增加,引起水肿和休克。弹性蛋白酶可溶解血管弹性纤维,引起出血和血栓形成。脂肪酶参与胰腺及周围脂肪坏死和液化作用。上述消化酶共同作用,造成胰腺实质及邻近组织的病变,细胞的损伤和坏死又促使消化酶释出,形成恶性循环。胰腺组织损伤过程中产生大量炎性介质和细胞因子,如氧自由基、血小板活化因子、前列腺素、白细胞三烯等可通过血液循环和淋巴管途径,输送到全身,引起多脏器损害,成为急性胰腺炎的多种并发症和致死原因。

【分型】

急性胰腺炎的基本病理变化是水肿、出血和坏死,一般分为间质性(水肿型)和出血性(坏死型)。

1.急性间质性(水肿型)胰腺炎　表现为间质的水肿、充血和炎细胞浸润,胰腺本身及其周围可有少量脂肪坏死。本型约占急性胰腺炎的90%以上。病情较轻,临床恢复顺利。

2.急性出血性(坏死型)胰腺炎　腺泡及脂肪组织坏死,血管坏死,破裂出血,腹腔内可有血性渗出液。急性出血性胰腺炎少见,但病情重、预后差。

【临床表现】

急性胰腺炎可见于任何年龄,以青壮年为多,女性较男性发病率高。因病理变化的性质与程度不同,临床表现亦轻重不一。水肿型胰腺炎症状相对较轻,呈自限性经过;出血坏死型胰腺炎起病急骤,症状严重,变化迅速,常伴休克及多种并发症。

(一)症状

1.腹痛　腹痛为本病的主要表现和首发症状,见于90%以上病人,极少数年老体弱患者可无腹痛或者极轻微。急性腹痛,常在胆石症发作后不久,大量饮酒或暴饮暴食后发病。

部位:腹痛常位于中上腹。以胰头部炎症为主者,常在中上腹偏右;以胰体、胰尾炎症为主者,常在中上腹及左上腹部,并向腰背放射。

程度与性质:轻重不一,轻者上腹钝痛,能耐受;重者绞痛、钻痛或刀割痛,常呈持续性伴阵发性加剧。

持续时间:水肿型患者腹痛3～5天即缓解。出血坏死型病情重,腹痛持续时间较长。由于渗出液扩散,引起弥漫性腹膜炎,可全腹痛。

缓解方式:疼痛在弯腰屈膝位或上身前倾位时可减轻。不能为一般胃肠解痉药缓解,进食可加剧。

腹痛的机制主要是:①胰腺的急性水肿,炎症刺激和牵拉其包膜上的神经末梢;②胰腺的炎性渗出液和胰液外溢刺激腹膜和腹膜后组织;③胰腺炎症累及肠道,导致肠胀气和肠麻痹;④胰管阻塞或伴胆囊炎、胆石症引起疼痛。

2.恶心、呕吐及腹胀　起病即伴恶心、呕吐,常在进食后发生。呕吐物常为胃内容物,重者可吐出胆汁或咖啡渣样液体,呕吐后腹痛并不减轻。多同时有腹胀,出血坏死型者常腹胀显著,或有麻痹性肠梗阻。

3.发热　水肿型胰腺炎者可有中度发热(<38.5℃),少数为高热,一般持续 3~5 天。出血坏死型发热较高,且持续不退,特别是在胰腺炎或腹腔有继发感染时,常呈弛张高热。发热系胰腺炎症或坏死产物进入血液循环,作用于中枢神经系统体温调节中枢所致。

4.低血压及休克　出血坏死型胰腺炎常发生。在病初数小时内出现,提示胰腺有大片坏死,也可逐渐出现,或在有并发症时出现。休克的发生机理为:①血容量不足,因血液和血浆大量渗出,呕吐丢失体液和电解质引起;②胰舒血管素原被激活,血中缓激肽生成增多,可引起血管扩张、血管通透性增加、血压下降;③坏死的胰腺释放心肌抑制因子(MDF)使心肌收缩不良;④并发感染或胃肠道出血。

5.水、电解质及酸碱平衡紊乱　多有轻重不等的脱水,呕吐频繁者可有代谢性碱中毒。出血坏死型者尚有明显脱水与代谢性酸中毒,并常伴有血钾、血镁降低。因低钙血症引起手足搐搦者,为重症与预后不佳的征兆。部分伴血糖增高,偶可发生糖尿病酮症酸中毒或高渗性昏迷。

(二)体征

1.全身状况　水肿型者一般情况尚可,出血坏死型者因高热、剧烈腹痛、频繁恶心呕吐等表现为窘迫焦虑、表情痛苦、辗转不安、脉率过速、血压降低、呼吸加快。

2.水肿型者腹部体征 往往较轻,上腹有中度压痛,与主诉腹痛程度不相称。可有腹胀和肠鸣音减少,无腹肌紧张与反跳痛。

3.出血坏死型胰腺炎体征

(1)压痛、腹膜刺激征:患者上腹或全腹压痛明显,并有腹肌紧张,反跳痛,肠鸣音减弱或消失,可出现移动性浊音,并发脓肿时可扪及有明显压痛的腹块。伴麻痹性肠梗阻且有明显腹胀。

(2)皮下淤斑:少数患者因胰酶及坏死组织液穿过筋膜与肌层渗入腹壁下,可见两侧腹部皮肤呈灰紫色斑(Grey-Turner 征,即双侧或者单侧腰部皮肤出现蓝-绿-棕色大片不规则淤斑)或脐周皮肤青深(Cullen 征,即脐周围或下腹壁皮肤发蓝为腹腔内大出血的征象)。

(3)黄疸:可于发病后 1~2 天出现,常为短暂性阻塞性黄疸,多在几天内消退。黄疸的发生主要是由于肿大的胰头部压迫胆总管所致。如黄疸持续不退并加深,则多由胆总管结石引起。起病后第 2 周出现黄疸,应考虑并发胰腺脓肿或假囊肿压迫胆总管或由于肝细胞损害所致。

(4)胸腹水:胰液渗入腹腔及肠系膜,或经腹膜后途径进入胸导管时,则产生腹膜炎与胸膜炎(左侧多见),胸腹水多呈血性和紫褐色,其中淀粉酶异常增高。

(5)手足搐搦:系脂肪组织坏死分解出的脂肪酸与钙结合成脂肪酸钙,导致血钙大量被消耗所致,也与胰腺炎时刺激甲状腺分泌降钙素有关。

(三)并发症

通常见于出血坏死型胰腺炎。

1.局部并发症

(1)胰腺脓肿:发生于急性胰腺炎胰腺周围的包裹性积脓。见于重症 AP 的后期,多在发病 2~3 周后。

(2)胰腺假性脓肿:为急性胰腺炎后形成的有纤维组织或肉芽囊壁包裹的胰液积聚。常在重症 AP 发病后 3~4 周出现。

2.全身并发症

(1)感染:重症 AP 因抵抗力下降,极易发生感染,感染可引起败血症。早期以革兰阴性杆菌为主,后期常为混合菌,严重病例因大量使用广谱抗生素可合并真菌感染。

(2)多器官功能衰竭:出血坏死型使多器官受累,常见的是急性肺功能衰竭,可有呼吸困难和发绀。还可发生肾功能衰竭、肝功能衰竭、心功能衰竭、胰性脑病、消化道出血、弥漫性血管内凝血等。

(3)慢性胰腺炎和糖尿病:恢复期患者因胰腺腺泡大量破坏及胰腺内外分泌功能不全,可导致慢性胰腺炎,表现为腹痛、消瘦、营养不良、腹泻或脂肪痢等。糖尿病与胰岛 B 细胞破坏,胰岛素分泌减少有关,发生率约 4%。

【辅助检查】

1.实验室检查

(1)淀粉酶测定:大多数急性胰腺炎病人血清淀粉酶在起病 6～8h 即开始升高,于 24h 达高峰,48～72h 后下降,5 日后恢复正常。发病初期检查,一般超过正常值的 3 倍可确诊。但应注意,病情的严重性与淀粉酶升高的程度并不一致。出血坏死性胰腺炎由于胰腺细胞广泛破坏,血清淀粉酶可能正常或低于正常。肾功能正常者尿淀粉酶在起病 12～14h 开始升高,1～2 周后恢复正常。所以若就诊较晚,血清淀粉酶测定正常,测定尿淀粉酶仍有意义。尿淀粉酶大于 1000 苏氏单位/L 具有诊断意义。有胸水或腹水的病例,取胸水或腹水检查淀粉酶,对后期病例有助于诊断。

(2)血清脂肪酶测定:血清脂肪酶升高常在起病 48～72h 后开始,持续时间较长,可达 1～2 周。因此,对后期病例血、尿淀粉酶已恢复正常者,脂肪酶测定有助于诊断。

(3)C 反应蛋白(CPR)测定:是组织损伤和炎症的非特异性标志物。在胰腺坏死时 CPR 可明显增高,有助于监测急性胰腺炎的严重性。

(4)其他检查:早期 WBC 升高,计数可达$(10\sim20)\times10^9$/L,以中性粒细胞升高为主。血糖、血钙测定,可出现暂时性低钙血症(血钙<2.0mmol/L)和暂时性血糖增高。若血钙<1.5mmol/L 或持久性空腹血糖>10mmol/L,是脏器严重损害的表现,提示预后不良。血清正铁血白蛋白试验对急性出血坏死型胰腺炎早期诊断有帮助。

2.影像学检查　腹部 B 超检查常作为常规初筛检查。CT 鉴别轻症和重症胰腺炎,以及附近器官是否累及具有重要价值。早期腹部平片,有利于排除其他急腹症,特别是消化性溃疡合并穿孔。可发现胆结石及麻痹性肠梗阻、慢性复发性胰腺炎胰腺钙化灶。

【诊断要点】

有胆道疾病,酗酒、暴饮暴食等病史,根据典型的临床表现和相关检查,排除其他急腹症,常可作出诊断。区别轻症与重症胰腺炎十分重要,因两者的临床预后截然不同。有以下表现应当按重症胰腺炎处置:①临床症状:烦躁不安、四肢厥冷、皮肤呈斑点状等休克症状;②体征:腹肌强直、腹膜刺激征、Grey-Turner 征或 Cullen 征;③实验室检查:血钙显著下降 2mmol/L 以下,血糖>11.2mmol/L(无糖尿病史),血尿淀粉酶突然下降;④腹腔诊断性穿刺有高淀粉酶活性的腹水。

【治疗要点】

急性胰腺炎治疗原则重点在于控制炎症发展,减少并发症发生,全身支持及对症治疗。

(一)轻症胰腺炎

以内科治疗为主。

1.减少胰腺分泌

(1)禁食、胃肠减压:禁食直到病人腹痛消失后开始进少量流质饮食。如病人伴有明显腹痛、恶心呕吐、腹胀时,进行胃肠减压。

(2)抑酸剂:可用 H_2 受体阻滞剂或质子泵抑制剂减少胃酸,以抑制胰腺分泌。兼有预防应激性溃疡的作用。

(3)生长抑素及其类似物:具有抑制胰液和胰酶分泌,抑制胰酶合成的作用,还可减轻 Oddi 括约肌痉挛。在 AP 早期应用,可迅速控制病情,使血尿淀粉酶快速下降并减少并发症,缩短病程。施他宁剂量为 $250\mu g/h$;生长抑素的类似物奥曲肽为 $25\sim50\mu g/h$,持续静脉滴注,疗程 $3\sim7$ 天。

2.止痛　剧烈疼痛可导致休克,因此镇痛对 AP 患者很重要。可用阿托品或 654-2 肌注,每日 $2\sim3$ 次,但有肠麻痹或严重腹胀者不宜使用。疼痛剧烈者可同时加用哌替啶 $50\sim100\mathrm{mg}$。不宜使用吗啡,以免引起 Oddi 括约肌痉挛,加重病情。0.1%普鲁卡因静脉滴注也可使疼痛减轻。

3.抗感染治疗　由于我国 AP 发生常与胆道疾病有关,故临床上习惯应用,如怀疑合并感染,则必须应用。MAP 根据病情可酌情选用。SAP 常规给予抗生素控制感染,以喹诺酮类或亚胺培南为佳,可联合应用对厌氧菌有效的药物如甲硝唑。

4.维持水、电解质平衡　静脉补充液体及电解质(钾、钠、钙、镁等离子),维持有效血容量。

5.内镜下 Oddi 括约肌切开术(EST)　适用于胆源性胰腺炎合并胆道梗阻或胆道感染者。

6.中医中药　有一定疗效,可减轻腹胀。主要有柴胡、黄连、黄芩、大黄、枳实、厚朴、木香、芒硝、白芍等随症加减,煎剂灌肠。

(二)重症胰腺炎

必须采取综合措施,抢救性治疗。除上述治疗外还应采取一些措施:

1.监护　转入 ICU,针对器官功能衰竭及代谢紊乱采取相应措施。

2.抗休克　重症患者常有休克,应维持有效血容量,除积极补液补充电解质外,可给予白蛋白、鲜血或血浆代用品,如右旋糖酐。若循环衰竭症状不见好转或有心力衰竭,则可加用升压药物或强心剂。同时应注意弥散性血管内凝血的发生,及早给予治疗。

3.降低胰酶活性　抑胰酶药物只能对胰酶起消耗作用,对胰腺炎病程、预后无影响。仅用于 SAP 早期,疗效尚有待证实。

抑肽酶:抑制肠肽酶。用法:10 万~25 万 U,静滴,每日 2 次,1~2 周。

加贝酯:可强力抑制胰蛋白酶、弹力纤维酶、激肽、凝血酶原及补体活力,对 Oddi 括约肌有松弛作用。用法:100~300mg,静脉滴注,每日 1 次,2~3 日病情好转后,可逐渐减量。有恶心、皮疹、暂时性血压下降等副作用。

尿抑制素:能抑制多种酶,疗效高,可用于各种类型胰腺炎。用法:乌司他丁 20 万~50 万 U,加入 5%葡萄糖液 500ml 中,静脉滴注 1~2h,每日 1~3 次。注意本药不能与其他抑肽酶同用。

4.营养支持　营养支持对重症胰腺炎患者尤为重要。早期一般采用全胃肠外营养(TPN),补充维生素、电解质、水及能量;如无肠梗阻,应尽早进行空肠插管,过渡到肠内营养(EN)。营养支持可增强肠道黏膜屏障,防止肠内细菌移位引起胰腺坏死合并感染。谷氨酰胺制剂有保护肠道黏膜屏障作用,可加用。

5.多器官受累的治疗　急性出血坏死型胰腺炎发生多器官受累,应针对病情特殊处理。如强心苷类抗心力衰竭,抗凝剂纠正血管内凝血。治疗成人呼吸窘迫综合征(ARDS)、急性肾功能衰竭等。

6.腹腔灌洗　此措施适用于出血坏死型胰腺炎伴腹腔内大量渗液者,或伴有急性肾功能衰竭者,灌洗可将腹腔内大量有毒性作用的酶、肽类连同渗液一起排出体外。

7.外科治疗　手术治疗适用于下列情况:①出血坏死型胰腺炎经内科治疗无效时;②胰腺炎并发脓肿、假性囊肿或肠麻痹坏死;③胰腺炎合并胆石症、胆囊炎者;④胰腺炎与其他急腹症如胃穿孔、肠梗阻等难以鉴别时。

【主要护理诊断/问题】

1.疼痛:腹痛与急性胰腺炎所致的胰腺组织水肿有关。

2.体温过高与胰腺的炎症过程有关。

3.潜在并发症:休克、急性腹膜炎、急性肾功能衰竭、急性呼吸窘迫综合征。

4.有体液不足的危险与禁食、呕吐、胰腺的急性出血有关。

5.恐惧与剧烈腹痛有关。

6.知识缺乏:缺乏预防疾病再复发的知识。

【护理措施】

1.休息与体位　　嘱患者绝对卧床休息,可采取屈膝侧卧位,以减轻疼痛,如因剧痛在床上辗转不安者,加用床栏,防止坠床。给患者提供安静的环境,促进休息保证睡眠,以减轻胰腺负担和增加脏器血流量,增进组织修复和体力恢复,改善病情。

2.禁食及胃肠减压　　目的是防止食物及胃液进入十二指肠,刺激胰腺分泌消化酶。向患者介绍本治疗的意义,以取得配合。为减轻不适及口腔干燥,应每天为病人做口腔护理。禁食期间禁饮水,口渴可含漱或用水湿润口唇。胃肠减压护理:①注意保持引流通畅,妥善固定,避免患者意外拔管;②观察和记录引流液的性质和量;③及时倾倒引流液和更换引流器。

3.用药护理　　及时建立有效的静脉通路。遵医嘱给予解痉止痛、抑酸、减少胰液分泌、降低胰酶活性、抗感染、抗休克等治疗。及时补充因呕吐、禁食、发热所丢失的液体和电解质,维持有效血容量。禁食患者每天的液体入量常达 3000ml 以上,应保持输液通路的通畅,注意根据患者脱水程度、年龄及心肺功能调节输液速度,避免因大量输液引起急性肺水肿。使用加贝酯应注意可能发生的过敏反应。

4.病情观察　　密切监测病人生命体征、神志与尿量变化,记录出入量,每日至少进行两次腹部检查,了解有无腹胀、腹肌紧张、压痛、反跳痛及程度和范围,检查有无黄疸、腹水、皮下淤斑及手足抽搐,以利于判断病情进展。动态观察血尿淀粉酶、电解质、白细胞计数、C反应蛋白及血糖水平等以综合评估病情。观察用药前后患者腹痛有无减轻。若腹痛持续存在并伴高热,腹部触及包块,则应考虑并发胰腺脓肿;如腹痛剧烈、腹肌紧张、压痛、反跳痛明显,提示腹膜炎。及时观察有无上消化道出血、ARDS、急性肾功能衰竭、感染等并发症。

5.心理护理　本病因发病急,疼痛剧烈,病人往往紧张、恐惧,可向病人介绍疾病的有关知识及减轻腹痛的方法,如深呼吸、按摩背部、指压止痛穴,以减轻疼痛,消除恐惧。

6.饮食护理　腹痛和呕吐基本消失,血尿淀粉酶正常后,可进食少量无脂碳水化合物类流食,如米汤、藕粉等,1～2天后如无不适,则改为半流质,以后逐渐过渡到低脂低蛋白普食,适量选用少量优质蛋白质,每日供25g左右,以利于胰腺的恢复。避免刺激性、产气和高蛋白、高脂饮食。

7.循环衰竭的护理　重症胰腺炎应特别注意神志、血压、尿量的变化。备好抢救用物及设备,如氧气装置、静脉切开包、简易呼吸器、气管插管/切开包等。当观察到患者神志改变、血压下降、尿量减少、皮肤黏膜苍白、冷汗等低血容量休克表现时,应立即通知医生并配合抢救:患者平卧,保暖,给予氧气吸入。尽快建立静脉通路,必要时静脉切开,按医嘱输注液体、血浆或全血,补充血容量。根据血压调整给药速度,必要时测定中心静脉压,以决定输液量和速度。如循环衰竭持续存在,按医嘱给予升压药。

8.腹腔灌洗的护理　保持腹腔双套管通畅,正确灌洗,操作按开、吸、停、关顺序进行。冲洗液可选用生理盐水加抗生素,滴速为20～30滴/mm为宜。应维持一定的负压,经常挤压导管以保持通畅。必要时用温盐水冲洗或更换内套管。观察记录引流液的量、性状,如呈血性,可能有继发出血;若引流液中出现胆汁、胰液或肠液,则怀疑有胆、胰、肠瘘。定期留取引流液标本,监测引流液内淀粉酶及细菌含量。引流管周围皮肤用凡士林纱布或涂氧化锌软膏保护。体温正常并稳定10天左右,白细胞计数正常,引流液少于每天5ml,引流液内淀粉酶含量正常,可考虑拔管。拔管后伤口及时消毒,更换敷料,促进愈合。

9.健康教育　水肿型胰腺炎预后良好,但若病因不去除常可复发。

出血坏死型胰腺炎病死率为20％～30％,故积极预防诱因减少胰腺炎发生是非常重要的。因此应向患者及家属讲解本病主要诱发因素,帮助患者养成良好的生活方式,如避免酗酒、暴饮暴食,饮食应低脂、无刺激的食物等,以防本病复发。有胆道疾病、十二指肠疾病者应积极治疗,避免本病的发生。指导病人注意腹部体征,如有病情复发,随时就诊。

第二节　慢性胰腺炎护理

慢性胰腺炎(CP)是指各种原因所致胰腺局部、节段性或弥漫性慢性进展性炎症,导致胰腺组织结构和功能不可逆的损害,以胰腺腺泡萎缩、纤维化及钙化、胰管变形、假性囊肿形成为特点,伴有胰腺内、外分泌功能的进行性减退。CP的病因种类繁多,包括胆道系统疾病、长期饮酒、胰腺本身病变、自身免疫性疾病等;其发病机制十分复杂,大量研究提示与基因突变、细胞因子、免疫和细胞凋亡等有密切关系。

【诊断标准】

1.临床表现

(1)腹痛:是慢性胰腺炎最突出和最常见的症状,常因饮酒、饱食、高脂肪餐或劳累而诱发。反复发作或持续性腹痛,多位于中上腹或左上腹,呈隐痛、钝痛、钻痛或穿透性痛,可放射至腰背部,剧烈时伴恶心、呕吐,仰卧位时加重,俯坐屈膝时减轻。

(2)胰腺外分泌功能不全:表现为腹胀、嗳气、厌食油腻、体重下降、脂肪泻、脂溶性维生素 A、维生素 D、维生素 E、维生素 K 缺乏等。

(3)胰腺内分泌功能不全:表现为糖尿病,60％为隐性糖尿病,出现糖耐量异常;10％～20％为显性糖尿病,但通常直至病程晚期才表现出来,是胰岛细胞受累、胰岛素分泌不足的结果。

(4)体征:轻症慢性胰腺炎无明显体征,仅有上腹部轻压痛。并发假性囊肿时,腹部可扪及表面光整的包块,少数可闻及血管杂音。胰头显著纤维化或假性囊肿压迫胆总管下段,可出现持续或逐渐加深的黄疸。严重者亦可出现胸水、腹水、门脉高压等表现。

2.实验室检查

(1)一般检查:急性发作期淀粉酶可显著升高。血清碱性磷酸酶和胆红素升高提示胆管梗阻。ESR、IgG$_4$、类风湿因子、ANA、抗平滑肌抗体滴度升高提示自身免疫性胰腺炎。慢性胰腺炎也可出现血清 CA-199 升高,但幅度一般较小,如明显升高,应警惕合并胰腺癌可能。

(2)胰腺外分泌功能试验:分为直接试验和间接试验。直接试验包括促胰泌素试验和促胰液素-胆囊收缩素刺激试验,通过促胰泌素刺激测定胰液量、碳酸氢盐的浓度和胰蛋白酶浓度反映胰腺外分泌功能。间接试验包括 Lundh 试餐试验、BT-PABA 试验、粪便试验(苏丹三染色、粪便脂肪定量测定和糜蛋白酶测定)、核素胰腺外分泌功能试验等,通过测定血、尿、粪便中胰酶或胰酶分解产物间接反映胰腺功能。

(3)胰腺内分泌功能测定:可测定血浆胰岛素、胰多肽及血清 CCK 水平。部分患者可有尿糖阳性、空腹血糖升高,并呈糖尿病的糖耐量曲线或血浆胰岛素水平下降。

(4)组织学检查:腹部超声、超声内镜或 CT 引导下及手术探查时做细针穿刺吸取活组织行病理性检查,或经 ERCP 收集胰管分泌液作细胞学检查,可为慢性胰腺炎与胰腺癌的鉴别诊断提供重要依据。

3.辅助检查

(1)腹部平片:可见沿胰腺分布钙化斑点、结石或局限性肠袢扩张,是诊断慢性胰腺炎的重要证据。腹部 B 超可见胰腺轮廓模糊,胰管扩张和不规则,胰腺实质回声改变。

(2)CT:可发现慢性胰腺炎的胰管扩张、钙化和囊性病变。MRI 对慢性胰腺炎的诊断价值与 CT 相似,但对钙化和结石逊于 CT。

(3)内镜逆行胰胆管造影(ERCP):被认为是 CP 影像学检查中的金标准,可清晰地显示胰管的改变,可见胰管扭曲、粗细不均,狭窄与扩张并存或呈串珠样改变,重度 CP 时胰管可伴有阻塞,管腔可呈囊状扩张,有时伴胰管结石。磁共振胆胰管造影(MRCP)检查无须造影剂,无创伤和并发症,成像效果与 ERCP 相似,但对 CP 的早期病变不够敏感。

(4)超声内镜(EUS):可见胰腺实质内见点状、线状回声增强、主胰管狭窄或不规则扩张、胰管结石、假性囊肿、分支胰管扩张等。

【治疗原则】

1.一般治疗　严格戒烟、禁酒,避免暴饮暴食。发作期间给予高蛋白、高热量饮食,严格限制脂肪摄入。必要时予肠内或肠外营养治疗,改善全身营养状态。

2.疼痛的治疗

(1)镇痛药:可使用抗胆碱能药物解痉止痛,如阿托品等。严重者可用小剂量麻醉药,但应尽量少用具有成瘾性的麻醉镇静剂,症状缓解应及时减量或停药。

(2)抑制胰酶分泌:胰酶制剂可通过负反馈作用抑制胰腺的分泌,进而减少餐后腹痛的发生,配合 H_2 受体拮抗剂或质子泵抑制剂可增强胰酶制剂的疗效,加强止痛效果。生长抑素及其类似物,可抑制胰液分泌,对减轻腹痛有一定的疗效。

(3)抗氧化剂:对乙醇性慢性胰腺炎患者,应用抗氧化剂(如维生素A、维生素 C、维生素 E、硒、蛋氨酸)后可缓解疼痛。

(4)对药物难以缓解的顽固性疼痛,可行 B 超、CT 引导下腹腔神经丛阻滞治疗。

3.胰腺功能不全的治疗　胰腺外分泌功能不全主要表现为腹胀、脂肪泻、消瘦等症状,主要予胰酶替代治疗,临床上应选择活性脂肪酶含量高,而不含胆盐的肠溶制剂。胃 pH 小于4时脂肪酶出现不可逆变性,故同时使用抑酸剂可增强胰酶制剂的疗效。此外同样应限制每日膳食中的脂肪摄入量。严重脂肪泻患者可静脉给予中长链三酰甘油。伴糖尿病的患者,可予胰岛素治疗。

4.内镜治疗　主要针对慢性阻塞性胰腺炎,减轻胰管内压力,缓解胰性疼痛,改善胰腺内外分泌功能。可做胰管结石、胰腺狭窄、胰腺假性囊肿的内镜下治疗。方法有胰管扩张术、乳头括约肌切开术、副乳头括约肌切开术、胰管支架置入术等。

5.外科治疗　CP手术的主要适应证如下。

(1)顽固性疼痛经内科治疗无效者。

(2)并发假性囊肿、胰瘘或胰管结石经内镜治疗无效或不能实施内镜治疗者。

(3)伴有可手术治疗的胆道疾病,如结石、胆管狭窄。

(4)慢性胰腺炎引起难以消退的阻塞性黄疸。

(5)不能排除胰腺癌者。手术方法有胰内引流、十二指肠乳突成形术、去神经术、胰腺远端切除术、胰十二指肠切除术、全胰切除术等。

【护理】

(一)入院时

1.体液不足、电解质紊乱

(1)护理目标:患者获得足够的水分、电解质、热量和营养物质,生命体征、尿量、血电解质指标在正常范围。

(2)护理措施

1)动态观察液体平衡状态:严密监测生命体征、神志、尿量的变化;有无口渴、口唇干燥、皮肤弹性下降、尿量减少、神志淡漠等脱水表现;有无肌肉无力、心律失常等低钾血症的表现;监测血电解质的变化。

2)补充水分和电解质:及时遵医嘱给患者静脉补充液体、电解质和营养物质。注意调节输液速度。

遵医嘱及时正确用药,注意观察药物不良反应。

3)定时留取标本,监测血、尿淀粉酶、血糖、血电解质的变化,做好动脉血气分析的测定。

4)发热时及时采取物理降温措施,使患者体温保持在正常范围。

2.疼痛

(1)护理目标:及时观察患者腹痛的部位、性质、伴随症状,并给予针对性处理。使患者腹痛程度逐渐减轻,腹痛次数减少。

（2）护理措施

1）正确评估患者腹痛的性质和程度，以了解病情的进展情况。

2）指导患者采用非药物性缓解疼痛的方法如侧卧抱膝位，指导式想象、深呼吸、冥想、音乐疗法等。

3）指导患者卧床休息，协助其取舒适体位，注意腹部保暖，满足其生活需要。

4）监测血淀粉酶，脂肪酶指标。

5）患者能进食后，指导其进食鱼、瘦肉、蛋白、豆腐等，米、面等碳水化合物以及新鲜蔬菜，每顿不能过饱，七八分饱即可，避免诱发或加重腹痛。

6）护士应多关心、安慰患者，消除患者的紧张情绪。注意腹部保暖，满足其生活需要。

3.营养失调

（1）护理目标：患者能遵循营养治疗计划，保证各种营养物质的摄入，营养状况改善，体重未继续减轻，实验室营养监测指标好转。

（2）护理措施

1）指导患者遵循总的饮食原则：高热量、高维生素、低脂、低渣。根据个人耐受情况逐渐增加热量和营养素。热量按每日每公斤体重40kcal左右、蛋白质每日每公斤体重15g供给。避免导致疾病复发的饮食如：牛奶、海产品、辣硬生冷食物、油煎炸食物、烟、酒、咖啡等。

2）指导并协助患者正确服用肠内营养制剂能全素，遵循从少到多、由慢到快、由低到高、由稀到浓的原则。观察有无胃肠道反应。

3）建立静脉双通道，使用其中一条静脉通道专门执行静脉营养液如脂肪乳、氨基酸等的输注，以保证患者的肠外营养治疗顺利进行。

4）定期监测患者各项营养状况指标，包括血红蛋白、白蛋白、各种电解质及微量元素。

4.发生跌倒危险

（1）护理目标：保证患者安全，促进活动耐力恢复，防止跌倒的发生。

(2)护理措施

1)观察患者有无头晕、心悸、气促、乏力等症状,如上述症状较重,应指导患者卧床休息,适当下床活动,活动时给予协助,防止跌倒。指导患者正确使用病房的防跌倒设施,包括床栏、扶手、床头呼叫系统等。

2)提供光线良好的活动环境。夜晚巡视高危患者时,不要让病房太暗,打开夜灯或卫生间的灯。

3)将常用物品置放于病人视野内且易于拿取的范围内。便器应倒空并置于适当位置。

4)准确及时地应用各种治疗药物和血液制品,促进胰腺炎症的恢复,避免贫血加重。

5)责任护士或夜班护士对高危情况(有跌倒史、意识障碍、65岁以上老年人、服用镇静剂、降压药等)的患者进行评估,在床头卡上挂防跌倒、坠床标志。将评估情况告知家属,留陪护监管,做好相关指导。

6)加强巡视,当患者有需要时及时提供生活上的照顾。

7)监测外周血象的变化,根据血象结果及时采取有针对性的护理措施。

5.潜在并发症:肛周糜烂

(1)护理目标:保证患者安全,促进活动耐力恢复,防止跌倒的发生。

(2)护理措施

1)观察腹泻次数、颜色、量,有无脱水症状,关注肛门周围皮肤有无破损、糜烂、感染。

2)活动期卧床休息,减少体力消耗。督促每2小时翻身一次,保持肛周透气,减少细菌滋生。

3)腹泻严重时,每次大便后使用湿纸巾,轻柔清洁肛周。必要时采取在肛周皮肤喷造口粉后再喷造口保护膜等措施,保持肛周清洁干燥,预防肛周糜烂。

4)会阴肛周冲洗一天两次。

5)进高蛋白、低纤维易消化吸收、清淡食物,积极改善营养。腹泻明显时,忌乳制品及粗纤维食物。

6)加强巡视,当患者有需要时及时提供生活上的照顾。

7)正确留取大便标本,及时查阅化验结果,根据结果及时采取有针对性的护理措施。

8)保持病室清洁通风,消除异味,增加舒适感。

(二)住院过程中

1.炎症和继发感染

(1)护理目标:患者体温降至正常范围内并保持稳定,无并发症发生。

(2)护理措施

1)严密监测体温的变化:测量体温每6小时一次,并观察有无伴随症状,给予及时的处理。体温高热者,测量体温每小时一次。并且正确记录,观察热型。

2)病房保持良好通风,温湿度适宜。合理安排家人探视。

3)采取有效降温措施:以物理降温为主,可采用温水擦浴、冰敷双侧腋窝、腹股沟、颈部等方法;也可行化学药物降温,以逐渐降温为宜,防止虚脱的发生。使用药物降温时,注意观察出汗多少,及时更换衣物,防止着凉。估算出汗丢失液体、电解质的量,给予喝水、静脉输液等途径补充。

4)加强基础护理:指导患者绝对卧床休息;协助患者餐前、餐后、睡前漱口;保持皮肤清洁、干燥,及时更换汗湿的衣服,避免受凉;做好肛周皮肤的护理,预防肛周感染。

2.潜在并发症:腹腔感染

(1)护理目标:患者引流通畅,妥善固定,感觉舒适。有效减轻炎症,缓解腹痛。

（2）护理措施

1）严格无菌操作，正确采集培养标本。

2）标记清楚管道的部位，置管时间。

3）妥善固定引流管和引流袋，防止病人在变换体位时压迫、扭曲或因牵拉引流管而脱出。另外，还可避免或减少因引流管的牵拉而引起疼痛。

4）保持引流通畅，若发现引流量突然减少，病人感到腹胀、伴发热，应检查引流管腔有无阻塞或引流管是否脱落。

5）注意观察引流液的颜色、量、气味及有无残渣等，准确记录 24 小时引流量。

6）注意观察引流管周围皮肤有无红肿、皮肤损伤等情况。

7）疼痛观察：引起病人引流口处疼痛常是引流液对周围皮肤的刺激，或由于引流管过紧地压迫局部组织引起继发感染或迁移性脓肿所致，这种情况也可能会引起其他部位疼痛，局部固定点的疼痛一般是病变所在。剧烈腹痛突然减轻，应高度怀疑脓腔或脏器破裂。

8）每周更换 2～3 次无菌袋，每周伤口换药 2 次，更换时应注意无菌操作，先消毒引流管口后再连接引流袋，以免引起逆行感染。

3.知识缺乏

（1）护理目标：满足患者机体代谢需要，促进疾病康复。

（2）护理措施

1）妥善固定，在导管上做好标记，及时发现移位和脱出。

2）注意无菌操作，因为营养素是细菌生长繁殖的良好培养基，而且空肠内无胃酸的杀菌作用。输液管每 24 小时更换一次，500ml 每瓶营养素悬挂时间不超过 8 小时。营养素开启后如暂时不用，需放入 40℃的冰箱内保存，24 小时内有效。滴入水或营养素温度 38℃为宜。

3）滴入肠内营养素时，取半卧位或床头抬高 30°～45°，以防液体反流。

4）保持管道通畅：温开水 30～50ml 冲管每 4～6 小时一次，视注入营养素黏稠度而定。注入前常规回抽,确定管道位置。注食前后必须冲管。加强口腔、鼻腔护理。

5)根据病人情况,应遵循由少到多,由慢到快,随时调整用量,并可增加少量蔬菜汁,逐渐过渡到全剂量肠内营养。

6)观察有无腹胀、腹痛、腹泻、恶心、呕吐、淀粉酶升高等不良反应。发现异常时及时减速或停止。

7)观察糖代谢情况,测血糖 1～2 次/天。

8)定期测尿素、肌酐、血胆红素、谷丙转氨酶、钾、钠等指标,开始每周 2 次,以后每周 1 次。

9)营养治疗:选择合适的营养制剂,注入温度适宜,控制输注速度。浓度从低到高、容量从少到多、速度从慢到快。

4.负性心理

(1)护理目标:解除患者的焦虑、恐惧状态,树立治病信念。帮助患者学会应对心理应激的方法,建立良好的人际关系,增强治疗依从性。

(2)护理措施

1)建立良好的护患关系,认真倾听患者对疾病的叙述、思想顾虑以及有无生活、经济、情感问题。

2)以通俗易懂的语言向患者介绍疾病可能的病因、临床表现、并发症、诊疗程序以及预后等知识,使患者正确面对自身病情,消除恐惧和忧虑,及时接受治疗。

3)帮助患者学会自我调节,学会应对不良生活事件、干预负性情绪的方法和技巧。如:制怒法、松弛疗法、放松训练等。以良好的情绪、健康的心态接受治疗。

4)使患者亲属对疾病与心理治疗的方法有所了解,协助参与认知、情绪、行为干预治疗过程和治疗监控,为患者康复营造良好的情感环境。

5)适当文娱活动:如听节奏柔和欢快的音乐,看乐观向上的电视连续剧等,保持愉快心境。

（三）出院前

1.活动指导,促进恢复

（1）护理目标:根据患者疾病恢复情况,适当增加活动量,患者掌握自我护理知识。

（2）护理措施

1）护士协助患者先在病区内活动,根据体力耐受情况,逐渐增加活动强度,活动时间每次以 10～15 分钟为宜,做到劳逸结合。

2）指导患者学会自我观察病情:有无腹痛、腹胀以及性质;大便次数、性状等;如有异常,应及时告知护士。

3）告知止痛药的作用与副作用,尽量避免不当使用,以免引起药物的依赖。

5）指导患者自我护理:浴室放置椅子,进行淋浴等,减少对照顾者的依赖。

2.做好出院前健康教育

（1）护理目标:使患者及家属掌握出院后的健康相关知识,促进疾病缓解,避免复发。

（2）护理措施

1）告知患者及家属引起慢性胰腺炎复发的相关因素,包括:饮食、感染、精神心理因素以及维持治疗等,患者及家属掌握,并能自觉避免不良因素对疾病的影响。

2）积极治疗胆道疾病,以免诱发急性胰腺炎。

3）出院用药指导:护士教会患者及家属如何正确服用各种药物、如何识别药物的不良反应,出现异常情况如恶心、呕吐、疲乏、头痛、发热等症状时要及时就诊。平时注意劳逸结合,生活规律,戒烟、酒。保持心情愉快,避免情绪紧张。

4）定期来院复诊。

3.糖尿病的居家健康教育

（1）护理目标:使患者及家属能正确复述口服降血糖药的方法及常

见副作用。掌握低血糖反应的处理、预防糖尿病足、酮症酸中毒的方法。

（2）护理措施

1）向其讲解药物的剂量、用法、不良反应，并介绍降糖药的餐前餐后服用的不同类型，联合用药更应小心谨慎。

2）磺脲类要餐前服用，双胍类可以餐前、餐中、餐后服用。糖苷酶抑制剂在吃第一口主食时嚼服。格列奈类在餐前3～5分钟服用，胰岛素增敏剂可在早上服用。不管是口服降糖药还是注射胰岛素均应定期监测血糖，根据血糖情况，由医生调整药物剂量。

3）出现头晕、饥饿感、虚汗、乏力等为低血糖反应，应立即呼救，及时口服适量糖水或糖果。

4）有规律的运动是治疗糖尿病的一项重要措施。外出时应告知家人路线及地点，并随身携带糖果及糖尿病卡，注明如果发生意外他人应该怎么救治。

5）做好足部护理

6）定时监测血糖，了解血糖的控制水平，合理用药，保证足够的水分摄入。预防感染、腹泻等的发生。

【安全提示】

1.药物的安全应用　慢性胰腺炎的常用药物大致分为以下几类。

（1）酶：用于针对胰酶（脂肪酶、淀粉酶、蛋白酶）缺乏引起的消化不良。

（2）酸剂：多为质子泵抑制剂，如奥美拉唑，用于拮抗胃酸对胰酶的破坏作用。

（3）止痛剂：用药原则是先用非成瘾性药，从小剂量开始，按需要逐渐加大用量。

（4）奥曲肽（善宁、思他宁）：生长抑素的制剂，是对人体具有广泛保护作用的一种胃肠激素，也能抑制胰腺分泌。

（5）营养素：注意补充脂溶性维生素。

糖尿病的用药教育：讲解药物的剂量、用法及用药后可能出现的不良反应，并介绍降糖药的餐前餐后服用的不同类型，联合用药更应小心谨慎。对胰岛素治疗的患者应告诉他抽取胰岛素剂量必须准确，餐前半小时注射，注射后按时进餐。了解胰岛素的种类、作用、特点、储存方法、注射方法及不良反应。不管是口服降糖药还是注射胰岛素均应定期监测血糖，根据血糖情况，由医生调整药物剂量。教会病人正确注射胰岛素。

（1）脲类要餐前服用，双胍类可以餐前、餐中、餐后服用。

（2）糖苷酶抑制剂在吃第一口主食时嚼服。

（3）列奈类在餐前 3～5 分钟服用，胰岛素增敏剂可在早上服用。

（4）预混胰岛素要在餐前 20～30 分钟注射。

（5）诺和锐 30 特充在餐前 10～15 分钟注射。

（6）中效胰岛素在晚上 10 点注射，不需再进食。

不管是口服降糖药还是注射胰岛素均应定期监测血糖，根据血糖情况，由医生调整药物剂量。

2.生长抑素的安全应用　由于生长抑素的半衰期短，价格较昂贵，其应用需注意以下几点：①胃肠道副作用：在静脉使用前 15 分钟最常见，表现为腹痛、恶心、呕吐等。首次剂量 $250\mu g$ 推注，时间不少于 3 分钟；②静脉点滴生长抑素时，一般持续时间均在 3～5 天，双管道输液，采用静脉留置针，且不能间断，保持静脉通道的通畅；③使用静脉输液泵或推注泵输入，注意准确控制输液速度；④由于生长抑素抑制胰高血糖素的分泌，在治疗初期，本药会导致短暂的血糖水平下降，用药过程中须监测血糖变化，每隔 4～6 小时应测微量血糖一次；⑤选择血管时，应避免在关节等容易活动部位穿刺，选择富有弹性的血管，这样在持续静脉用药过程中，药液外渗或针头脱出血管外等的发生几率就会大大地降低；⑥在静脉注射给药后，生长抑素显示出非常短暂的血浆半衰期，换药间隔不大于 3 分钟，当两次输液给药间隔大于 3 分钟的情况下，应重新缓慢静脉注射 $250\mu g$ 以确保给药的连续性。因此应严格按医嘱用药,备足生长抑素交班;⑦在持续静脉用生长抑素时,护士必须做到定时巡视,加强对输液的观察,保持高度的责任心,才能保证较高的治疗效果,促进患者的康复;⑧妊娠期、产褥期及对思他宁药物过敏者禁用;⑨应贮存于 4~25℃的避光干燥处。

3.饮食护理　慢性胰腺炎易脂肪泻,加之长期难以根治,故患者易出现营养不良,应吃富含营养的食物,如鱼、瘦肉、蛋白、豆腐等,米、面等碳水化合物及新鲜蔬菜宜适当多吃,护理人员须叮嘱患者每顿不能吃过饱,七八分饱即可。(若合并有糖尿病者,适当控制碳水化合物摄入)。饮食中宜少吃煎炒,多吃蒸炖,以利消化吸收。盐也不宜多,多则增加胰腺充血水肿,故以淡食为好。蔬菜可多吃菠菜、青花菜、花椰菜和萝卜,但必须煮熟吃,将纤维煮软,防止增加腹泻。调味品不宜太酸,太辣。水果可选桃子、香蕉等没有酸味的水果。易产气的食物如炒黄豆、蚕豆、豌豆、红薯等不宜食用。多数情况下,慢性胰腺炎患者需要终身注意饮食,特别要求禁酒,饮食辅助治疗对疾病康复特别重要。

正常胰腺外分泌功能强大,消化酶的数量远远多于维持营养物和脂溶性维生素正常吸收所需量,因此吸收不良是慢性胰腺炎的迟发性表现。胰脂肪酶分泌降至正常的 10% 以下时,可引起脂肪泻。食用脂肪的吸收依赖于胰脂肪酶的水解,目前的胰酶制剂可减少脂肪泻的 60% 左右。高蛋白和低淀粉混合物可最大限度地维持脂肪水解活性,因此在胰酶制剂治疗期间,应进食高蛋白、低淀粉、低纤维食物。

【经验分享】

1.鼻空肠管如何固定　患者到胃镜室行鼻空肠管置入并经 X 线确定其位置后,将管腔内导丝拔除,将自鼻孔引出后的导管紧贴同侧面颊,采用 Y 形双螺旋固定法在鼻胆管近鼻孔 0.5cm 处用黑油笔做一标记,用 3M 弹力胶布 5cm×1.5cm 剪成 Y 形,胶布一端固定于鼻翼,分叉处两端分别沿标记绕一周成双螺旋状;第二条胶布 5cm 固定于面颊处,每三天换胶布一次。导管夹于同侧耳后,起到固定的作用。在靠近鼻孔处的导管上做好标记,以便及时发现喂养管的移位和脱出。

2.出院患者的生活指导

(1)禁酒、戒烟。

(2)进食要有规律:要定时定量,选择易消化的食物.切忌油腻食物和暴饮暴食。患病后,胰腺的分泌功能有不同程度的损害,对脂肪及蛋白质类食物的消化能力有所降低,有些患者出院后还可能会出现食欲减退或特征性的脂肪泻。因此,如果在大便中发现脂肪滴,应该及时到医院复诊。

(3)加强营养:由于疾病的消耗及消化吸收功能的减退,多数患者会出现营养不良。因此,进食要有足够的碳水化合物及以蛋白质为主的食物,还要有足够的蔬菜、水果,以补充维生素及矿物质。具体的饮食指导包括低脂饮食:适合恢复期,食物有荞麦、燕麦、小米、薯类、苦瓜、冬瓜、菠菜、胡萝卜、茼蒿菜、芹菜、香菜、空心菜、竹笋、茄子、枸杞、玉竹、紫菜、海蜇皮、苋菜、茭白、海参、各种有鳞的海鱼、蛇肉、鲍鱼、去皮的禽兽肉、黑木耳、白木耳、西红柿、番石榴。低胆固醇饮食:食物有瘦猪肉、牛肉鸭肉、鸡肉、鱼类、避免动物内脏、蛋黄,每个蛋黄含250～300mg 胆固醇。低蛋白饮食:每日蛋白质供给量约为 0.5g/kg。粮食类有大米、面粉、小麦,其中蛋白质含量约9%。蔬菜类有萝卜、包菜、芹菜等,蛋白质含量约1%,牛奶蛋白质含量约3.3%。

(4)注意休息:避免疲劳、情绪激动、紧张等,因为疲劳、情绪激动和紧张会导致人体抵抗力下降,造成病情的反复。要适当参加活动,做到劳逸结合。根据病情恢复情况,一般 2～3 月后可从事轻体力工作。

(5)要定期复查,如果出现腹痛、恶心、呕吐、腹胀、发热等情况,提示病情可能出现反复,应及时就诊。

(6)告知急性期禁食的目的和重要性。

3.肛周皮肤护理　频繁的腹泻可导致肛门部水肿,且肛周局部皮肤因受肠液及排泄物的碱性刺激和反复清洗、擦拭引起的物理性刺激而发生损害,常表现为肛周皮肤发红、潮湿、瘙痒甚至糜烂,增加了患者的痛苦。因此,每次排便后应协助患者用温水轻轻洗净肛周皮肤,清洁时动作轻柔,用按压式的方法擦洗,待干后将适量造口护肤粉撒于肛周皮肤上,然后用棉球将粉剂均匀抹匀,肛周下垫医用棉垫,防止肛周与床单接触而刺激肛周皮肤。如需要涂抹部位的皮肤有皱褶时,用手分开皮肤,展开皱褶,用棉球均匀涂抹,再恢复皮肤的自然位置。如无造口护肤粉,也可采用治疗腹泻所用的思密达,对预防和治疗肛周皮肤损伤具有同样的效果。

4.ERCP 术前后的护理要点　检查前①向病人询问有无造影剂过敏史,简要说明 ERCP 检查的目的及方法,以取得病人的理解与配合;②术前 6～8 小时禁饮食;③术前查血细胞计数、出凝血功能、肝功能、胰腺炎组合等;④备造影剂、力月西、哌替啶术中使用;⑤术前右下肢置静脉留置针,NS 500ml,开通静脉通道,由专人带病历送至 ERCP 室。

ERCP 检查后①术后禁食 12 小时,遵医嘱予静脉营养;②术后 2 小时抽血查急性胰腺炎组合,术后 12 小时查血常规及急性胰腺炎组合;③术后 12 小时无并发症予清淡流质或半流质饮食;④放置鼻胆管者予 3M 弹力胶布妥善固定,于外露 20cm 处做好标记,接负压引流瓶,向病人交待鼻胆管护理注意事项;⑤保持鼻胆管通畅,忌负压抽吸,慎冲洗,必要冲洗时由医生进行,观察引出胆汁的颜色、性质、量、做好记录,出现引流不畅,血性引流液、引流量减少等及时报告医生;⑥观察并发症:发热、腹痛、腹胀、血淀粉酶升高提示急性胰腺炎;黑便、血便、引流较多血性液、红细胞计数下降、面色苍白、血压下降等提示消化道出血。

5.慢性胰腺炎吸收不良综合征合并糖尿病的健康教育　慢性胰腺炎患者常在出现临床症状后的 5～10 年内发生胰腺内分泌不足,继发糖尿病。患者慢性胰腺炎病史 11 年,对于慢性胰腺炎的饮食与相关自我保健知识掌握较好,而糖尿病保健知识相对缺乏。因此现阶段出院指导重点为糖尿病的健康教育及两者的有机结合。

(1)有规律的运动是治疗糖尿病的一项重要措施。①意义:急性运动有利于控制血糖和消耗血糖,中等运动降糖作用可持续 12～17 小时,长期运动增强组织对胰岛素的敏感性,加速脂肪的分解、降低血脂,有利于体重的控制,改善心肺功能促进全身代谢。改善糖耐量使糖尿病前期不发生糖尿病或晚发生,增加血管弹性、降压、增强体能改善精神提高生活质量。②运动的原则:力争个体化,要因人而异,且不断的调整,使运动的内容更适合于患者。适应患者的体质基础,保持运动的强度,既要达到疗效又要注意安全。③以运动后感有微汗、轻度的肌肉酸痛、休息后即可缓解,次日精力充沛,有运动欲望,食欲和睡眠良好为适宜。④为了保证运动疗法的顺利进行、一般宜从低运动量开始,循序渐进,如何确定运动强度是否适当,简单方法:运动脉搏＝170－年龄。⑤运动项目的选择:需因人制宜,选择自已感兴趣的简单、方便、有利于长期坚持、尽量使全身肌肉参与活动,并且不借助特殊的设备。⑥运动时间:尽可能在饭后 1 小时尤其是早餐后最佳,因为这时是一天中血糖最高的时候。不要在空腹或胰岛素及降糖药物药效最强的时候运动,有可能诱发低血糖。避免服药后或吃饭前运动。运动期间胰岛素注射部位尽量不选择大腿肌肉运动剧烈的部位。如早餐前血糖 6.6mmol/L 可进行运动,如血糖 6.1 左右运动前进食 15g 糖,低于 6.0 以下进食 30g 糖。⑦运动要持之以恒,才能发挥治疗作用,因为运动所产生的积极作用在运动后 1～2 周内即可表现出来,但若不坚持运动,再经 1～2 天就会很快消失。每周至少 5 天,每天在 30～60 分钟。⑧注意事项:运动前必须进行检查,外出时应告知家人运动的路线及地点,并应随身携带糖果及糖尿病卡,注明如果发生意外他人应该如何救治。运动时穿着要舒适.如果运动中出现胸闷、气短、大汗、周身乏力应立即停止运动。

（2）饮食教育,饮食控制是糖尿病的基础治疗措施,尤其是Ⅱ型糖尿病的重要治疗手段。合理的饮食有利于减轻体重,控制血糖和防止低血糖,改善脂代谢紊乱和高血压。教会患者根据自己的体重、身高、性别、运动量等情况计算饮食量,保证合理的营养。在慢性胰腺炎的低脂低胆固醇饮食的基础上增加低糖饮食,两者的食谱及食物品种既有交叉雷同也有区别。①宜食五谷杂粮。粗杂粮如莜麦面、荞麦面、燕麦面、玉米面富含维生素 B、多种微量元素及食物纤维。糖尿病患者长期食用可收到降低血糖、血脂的效果。②豆类及豆制品。豆类食品富含蛋白质、无机盐和维生素,且豆油含不饱和脂肪酸,具有降低血清胆固醇及甘油三酯的作用。③宜食苦瓜、洋葱、香菇、柚子、蕹菜、南瓜,以上食物既可做菜食亦可收到降低血糖的作用,是糖尿病人理想的食物。④宜食海带、木耳、鱼等食物。

糖尿病患者饮食原则:①早晨吃好,中午吃饱,晚上吃少;②粗细粮搭配,肉蛋奶适量,蔬菜餐餐有,其中粗细粮搭配很重要;③每顿八分饱,下顿不饥饿,即每顿进餐量不宜过大,以到下次进餐不感到十分饥饿为度,若中间感到饥饿,可以采用少食多餐的方法,中间适当加餐。这样可以避免一次大量进食后,血糖明显升高,减少对病人的危害,亦不宜食用直接加糖的食品,以防血糖过快升高。

(3)糖尿病人是否可以吃水果,血糖控制理想的情况下可以考虑少量食用水果,水果的种类以选择含糖量10%以下的水果为好,这些水果主要有苹果、鸭梨、草莓、桃子、西瓜等。对于一些含糖量较高的水果如山楂、香蕉、红枣尽量不用。同时注意,吃水果以白天,两餐之间为好,这样可能减少对血糖的影响。再者对于一些含脂肪较多的坚果,如花生豆、瓜籽仁、核桃仁,不主张大量食用,以免加重脂肪代谢紊乱,降低受体结合率。

(4)做好足部护理,预防糖尿病足。①每日检查足部有无异常;②每日温水洗脚(水温40℃为宜,避免烫伤、忌浸泡太长时间),保持足部卫生、保持皮肤润滑;③修除胼胝、鸡眼(最好到医院诊治)、修剪过长的趾甲;④注意体位变化,增加下肢运动;⑤穿合脚的鞋袜,每天换干净袜子,穿脱袜子要轻柔,穿低跟或厚底的鞋,袜子不要有接缝、破洞或不平整的部分。冬天的鞋袜要保暖、舒适,新买的鞋要先试穿,每次只穿几小时,然后脱掉,穿鞋前要注意检查里面是否有异物或凸起部分,鞋垫要常晾晒或清洁,鞋垫起褶、不平整,要及时更换。

第三节　胰腺癌护理

胰腺癌主要指胰外分泌腺腺癌,是胰腺恶性肿瘤中最常见的一种。发病率近年来明显上升,恶性程度高、发展较快、预后较差。临床上主要表现为腹痛、食欲缺乏、消瘦和黄疸等。发病年龄以 45～65 岁最多见,男女之比为 1.58:1。

【常见病因】

发病原因尚未完全阐明。流行病学调查资料提示胰腺癌可能与长期吸烟、高热量、高饱和脂肪酸高胆固醇饮食、饮酒、饮咖啡、糖尿病、肥胖、某些职业暴露、家族性恶性肿瘤综合征和遗传性胰腺炎等因素相关。一般认为可能是由于基因和环境多种因素共同作用的结果。

【临床表现】

取决于癌肿的部位、病程早晚、胰腺破坏的程度、有无转移以及邻近器官累及的情况。其临床特点是整个病程短、病情发展快和迅速恶化。

1.症状

(1)腹痛:多数患者有腹痛并常为首发症状,早期腹痛较轻或部位不清,以后逐渐加重。腹痛位于中上腹深处,常为持续性进行性加剧的钝痛或钻痛,可有阵发性绞痛,餐后加剧,弯腰坐位或蜷膝侧卧位可使腹痛减轻,腹痛剧烈者常有持续腰背部剧痛。

(2)体重减轻:90%的患者有迅速而明显的体重减轻,晚期常呈恶病质状态。

(3)黄疸:是胰头部癌的突出症状,大多数是因胰头癌压迫或浸润胆总管引起,少数由于胰体尾癌转移至肝内或肝、胆总管淋巴结所致。黄疸的特征为肝外阻塞性黄疸,持续进行性加深,伴皮肤瘙痒,尿色如浓茶,粪便呈陶土色。

(4)其他症状:胰腺癌有不同程度的各种消化道症状,如恶心、呕吐、腹胀、腹泻、上消化道出血、低热。部分患者有精神忧郁、焦虑、个性改变等精神症状,有时可出现胰源性糖尿病或原有糖尿病加重、血栓性静脉炎的表现。

2.体征　早期一般无明显体征,典型胰腺癌可见消瘦、上腹压痛和黄疸。出现黄疸时,常因胆汁淤积而有肝大,可扪及囊状、无压痛、表面光滑并可推移的肿大胆囊,称 Courvoisier 征,是诊断胰腺癌的重要体征。部分胰体尾癌压迫脾动脉或主动脉时,可在左上腹或脐周听到血管杂音。晚期患者可有腹水,少数患者可有锁骨上淋巴结肿大等。

【辅助检查】

1.血液、尿、粪检查　黄疸时血清胆红素升高,重度黄疸时尿胆红素阳性,尿胆原阴性,粪便可呈灰白色,粪胆原减少或消失。胰管梗阻或并发胰腺炎时,血清淀粉酶和脂肪酶可升高。有吸收不良时粪中可见脂肪滴。

2.肿瘤标志物检测　为筛选出无症状的早期患者,目前认为糖抗原(CA19-9)联合监测可提高对于胰腺癌诊断的特异性与准确性。

3.影像学检查　B 超是首选筛查方法。B 超对晚期胰腺癌的诊断阳性率可达 90%,可显示>2cm 的胰腺肿瘤。

4.X 线钡剂造影　可间接反映癌的位置、大小及胃肠受压情况。

5.磁共振胰胆管成像(MRCP)　是无创性、无需造影剂即可显示胰胆系统的检查手段,显示主胰管与胆总管病变的效果基本与 ERCP 相同。

6.CT　可显示>2cm 的肿瘤,可见胰腺形态变异、局限性肿大、胰周脂肪消失、胰管扩张或狭窄、大血管受压、淋巴结或肝转移等,诊断准确率可达 80%以上。

7.超声内镜检查　超声胃镜在胃内检查,可见胃后壁外有局限性低回声区,内部回声的不均匀。

【治疗原则】

胰腺癌的治疗仍以争取手术根治为主。对不能手术者常做姑息性短路手术、化学疗法、放射治疗。

1.外科治疗　应争取早期切除癌,但因早期诊断困难,一般手术切除率不高。国内报告手术根治率为 21.2%～55.5%,且手术死亡率较高,5 年生存率亦较低。

2.内科治疗　晚期或手术前后病例均可进行化疗、放疗和各种对症支持治疗。化疗常选用氟尿嘧啶、丝裂霉素、多柔必星、卡莫司汀(卡氮芥)、洛莫司汀(环己亚硝脲,CCNU)、甲氨蝶呤等联合化疗,但疗效不佳。随着放疗技术不断改进,胰腺癌的放疗效果有所提高,常可使症状明显改善,存活期延长。对有顽固性腹痛者可给予镇痛及麻醉药,必要时可做腹腔神经丛注射或行交感神经节阻滞疗法、腹腔神经切除术。也可硬膜外应用麻醉药缓解腹痛。

3.其他治疗　应用各种支持疗法对晚期胰腺癌及术后患者均十分重要,可选用静脉高营养和氨基酸液输注,改善营养状况;可给予胰酶制剂治疗消化吸收功能障碍;有阻塞性黄疸时补充维生素 K;治疗并发的糖尿病或精神症状等。

【护理】

1.评估

(1)健康史。评估患者年龄、职业,有无吸烟、饮酒、饮咖啡史,是否长期进食高脂饮食,是否有糖尿病、胰腺炎病史,心理、自理能力等。

(2)身体状况。①消化系统症状:恶心、呕吐、腹痛、腹胀、腹泻、黄疸等情况;②全身情况:生命体征、神志、精神状态,有无发热、乏力、消瘦、腹水等情况以及大小便颜色。

2.护理要点及措施

(1)腹痛护理:尊重并接受病人对疼痛的反应,建立良好的护患关系,不能以自己的体验来评判病人的感受。介绍减轻疼痛的措施,有助于减轻病人焦虑、恐惧等负性情绪。通过看报、听音乐、与家人交谈、深呼吸、放松按摩等方法分散病人对疼痛的注意力,以减轻疼痛。尽可能地满足病人对舒适的需要,如帮助变换体位,减少压迫;做好各项清洁卫生护理;保持室内环境舒适等。剧烈疼痛时遵医嘱给予有效的镇静、镇痛药物,注意观察药物的不良反应。

(2)营养支持:①了解胰腺癌病人喜欢的饮食和饮食习惯,制订合理食谱,注意、脂肪和蛋白质的比例,要以糖类为主,脂肪和蛋白质的量要适宜,要食用宜消化的蛋白质,如瘦肉、鸡蛋和鱼,要采用合理的烹调方法,以煮、炖、熬、蒸等方法,不要用油煎、炸等方法,防止胰腺过度的分泌胰液。必要时给予肠外营养,黄疸时静脉补充维生素 K。②按医嘱输注入血白蛋白、氨基酸、新鲜红细胞、血小板等,纠正低蛋白血症、贫血、凝血机制障碍等。③观察进食后消化情况,根据医嘱给予助消化药物,记录出入量,观察腹水变化。

(3)监测肝功能、电解质、凝血四项等。

(4)皮肤护理:黄疸时皮肤易瘙痒,避免用手用力抓挠,指甲不用过长,以免皮肤破损,造成感染;瘙痒部位尽量不用肥皂等清洁剂清洁。应注意体位的调整,预防压疮的发生,每日用温水擦浴 1～2 次,擦浴后涂止痒药。

(5)血糖的鉴别:定期监测血糖,如有高血糖,及时调节胰岛素的用量,使血糖维持在稳定的水平。使用胰岛素过程中,严密监测血糖变化,防止低血糖。

(6)放化疗的护理:部分化疗药物外漏可致局部组织坏死或静脉炎,输注时要注意观察输液部位,出现肿胀或疼痛应立即停止化疗,局部使用如意金黄散外敷或理疗,必要时行大静脉置管以保护外周血管。化疗后病人可出现食欲下降、恶心、呕吐等消化道症状,可适当使用止吐药及帮助消化的药物。密切观察患者外周血象,如果出现骨髓抑制,应及时使用升白细胞药物。注意有无皮肤瘀斑、牙龈出血、血尿、血便等全身出血倾向。预防感染,除做好病房、被褥消毒外,还要做好口腔黏膜、皮肤、会阴部的清洁消毒;指导患者注意休息,减少探访,避免交叉感染。嘱患者不要随便抠鼻,防止鼻腔出血;用软毛牙刷刷牙,防止牙龈出血。合理饮食,鼓励病人摄入高蛋白质、低脂肪、易消化的清淡饮食,多饮水,多吃水果,少食多餐。监测体温,预防和控制感染,严格执行无菌操作,注意保暖,做好保护性隔离,预防交叉感染。

(7)心理护理:护理人员理解患者否认、悲哀、畏惧、愤怒的不良情绪,多与其沟通,满足其精神需要;针对性讲解与疾病和手术相关的知识;帮助患者和家属进行心理调节,使之树立战胜疾病的信心。

3.健康教育

(1)应尽可能保持日常生活的规律性,定时起床、进食及活动,避免消极悲观,适当增加户外活动。

(2)安定情绪,遇事应冷静思考,切忌急躁或暴怒。

(3)饮食上要合病人的口味,选择易消化、富营养、少刺激性、低脂肪的饮食,多吃新鲜水果和蔬菜。要避免暴饮、暴食、饮酒和进食脂肪、辛辣刺激的饮食。

(4)康复期可采用中医中药治疗,将消瘤与补气养血相结合,以起到标本兼治之功,并与其他疗法配合应用,增加治疗疗效。

(5)定期复查 B 超或 CT,了解局部有无复发和转移病灶。同时定期检查血常规、生化和粪隐血试验。

(6)放疗患者注意避免强紫外线照射,注意放疗部位皮肤的清洁护理。

第七章　消化病临床常用评估、检查及治疗护理技术

第一节　排便的评估

排便是一个由多系统参与,受多因素影响的复杂生理过程。它是指人体摄入食物,食物在消化道经消化和吸收以供给机体的需要,剩余的食糜残渣从小肠输送至结肠,在结肠内再将大部分的水分和电解质吸收形成粪团,最后输送至乙状结肠及直肠,通过一系列的排便活动将粪便排出体外。正常人每日排成形便一次,重量为 $150\sim200g$,含水量 $60\%\sim85\%$ 。少数人每 $2\sim3$ 日排便 1 次或每日排便 $2\sim3$ 次,但粪便成形,也属正常。

消化系统的许多疾病均可影响机体的正常消化、吸收和排便活动的各个环节,从而导致腹泻、便秘等排便异常。腹泻是指排便次数增多(>3 次/日),粪便量增加($>200g/d$),粪质稀薄(含水量 $>85\%$),或带有黏液、脓血或未消化的食物。腹泻可分为急性与慢性两种,腹泻超过 $3\sim6$ 周或反复发作即属慢性腹泻。便秘是指大便次数减少,一般每周少于 3 次,伴排便困难、粪便干结。临床上根据病因将便秘分为功能性便秘与器质性便秘两种。慢性便秘的病程至少有 6 个月。

【评估目的】

急性腹泻多由肠道疾病、急性中毒、全身性感染等引起,而慢性腹泻则与胃部疾病、肠道感染、肠道非感染性病变、肠道肿瘤、胰腺疾病、

肝胆疾病以及全身性疾病等有关,可导致失水、电解质紊乱和酸碱平衡失调。便秘主要以肠道疾病最为常见,其不适症状严重影响患者的生活质量。因此,护士应从生理、心理、社会等多方面做好对患者排便的护理评估,从而有助于及时掌握患者的病情、正确判断病情的严重程度以及合理实施各项治疗护理措施。

【评估方法】

①通过会谈了解影响排便的因素;②采集大便标本并观察大便的性状;③通过护理体检观察与排便异常有关的体征;④实验室检查。

【标准化评估流程】

见表 7-1。

步骤	原理/评定标准,注意事项
1.准备工作	
(1)病人准备:评估病人病情、诊断、意识、心理状态、体位舒适程度、配合能力。告知评定的目的及方法。	尊重患者的知情权,消除患者的疑惑,更好地配合评估。
(2)环境准备:病室光线适宜、温度适中、环境安静、安全、隐蔽。	避免患者着凉,保护患者隐私。
(3)用物准备:布里斯托大便分类表、一次性便盆(培养标本使用消毒便盆)、大便盒(培养标本采用无菌培养瓶)、卫生纸、一次性手套、手部皮肤消毒液。	布里斯托大便分类法,它将大便分为七类。因为大便的形状和其待在大肠内的时间有关,所以可以用它来判断食物经过大肠所需的时间。
(4)护士准备:修剪指甲,洗手,戴口罩。	遵守医院感染控制要求,预防交叉感染。
2.操作过程	
(1)核对患者床号、姓名、住院号,身份确认无误。	符合查对制度的要求。

步骤	原理/评定标准,注意事项
(2)患者病情允许时,将床头抬高取半卧位或坐位,也可坐在床旁椅上进行评定。	使患者舒适,避免着凉,保护患者隐私。
(3)询问患者病史,了解影响排便的因素:	
①年龄	①随着年龄的增长,便秘的患病率明显增加;先天性乳糖酶缺乏多从儿童期起病;肠结核和炎症性肠病多见于青壮年;结肠癌多见于男性中老年人。
②饮食	②饮食结构不合理如偏爱高脂、低纤维素饮食者容易发生便秘;有食物不耐受的患者容易出现腹泻。
③活动	③活动过少者易出现便秘;腹泻可能与有旅行史相关。
④生活习惯	④饮食习惯、排便习惯不合理以及生活环境发生改变与便秘相关;腹泻可见于生活在血吸虫病流行区的人群、食物不耐受仍然进食致敏食物者、饮食卫生和生活卫生习惯不良者、过度摄入难以吸收的碳水化合物者。
⑤心理因素	⑤精神紧张、焦虑、抑郁、神经质、多疑等均可诱发便秘和腹泻。
⑥社会因素	⑥工作和生活上的压力、严重的生活事件、痛苦的经历等因素与便秘、腹泻相关。
⑦疾病	⑦胃肠道疾病以及肝、胆道、胰腺疾病等均可引起腹泻和便秘。

续表

步骤	原理/评定标准,注意事项
⑧药物	⑧某些抗肿瘤药、抗生素、降压药、利血平、甲状腺素、洋地黄类药物等均可引起腹泻;应用吗啡类药、神经阻滞药、镇静剂、钙通道阻滞剂、抗胆碱能药、抗抑郁药等可引起便秘。
(4)按粪便标本采集的正规步骤收集大便标本后送检:	采用自然排出的新鲜粪便,不得混有尿液或其他物质。患者无便意而又必须采集时,可经肛门指诊采集粪便标本。
①常规标本	①用检便匙取中央部分粪便或黏液脓血部分约 5g,置于大便盒内。
②培养标本	②用无菌棉签取中央部分粪便或黏液脓血部分 2～5g 置于加盖无菌容器内。
③隐血标本	③留取方法同常规标本。注意留取前三天禁食肉类、肝、血、含大量绿叶素的食物和含铁剂药物、维生素 C。
④寄生虫或虫卵标本	④用检便匙在粪便不同部位取带血或黏液部分 5～10g。
(5)观察排便情况及大便的性状	
①急性腹泻	①每天排便数次甚至数十次,多呈糊状或水样便,少数为脓血便。
②慢性腹泻	②每天排便次数增多,可为稀便,也可带黏液、脓血。暗红色或果酱样便见于阿米巴痢疾。
③功能性便秘	③干球状便或硬便(香肠状,但表面凹凸)。
④器质性便秘	④干球状便或硬便,可有大便带血。

步骤	原理/评定标准,注意事项
(6)护理体检	
①腹部:应注意有无胀气、腹部肿块、压痛、肠鸣音、肠蠕动等,必要时行肛门指检	①腹部包块:腹泻者见于胃肠恶性肿瘤、肠结核、Crohn 病及血吸虫性肉芽肿等。便秘者见于结肠肿瘤、炎症性肠病、肠结核等。②腹痛部位:小肠疾病的腹泻疼痛常在脐周,便后腹痛未见明显缓解;结肠病变的腹泻疼痛多在下腹部,便后疼痛常可缓解。便秘患者排便时可有左腹部或下腹痉挛性疼痛与下坠感。
②生命体征	②a.体温发热:常见于感染性腹泻;伤寒或副伤寒、肠结核、炎症性肠病、肠道恶性淋巴瘤所致的腹泻。b.BP、P、R 不稳定:见于腹泻所致中、重度失水者。
3.随后的护理和监测	
(1)清理用物,洗手。	符合医院感染控制要求,避免交叉感染。
(2)将所评估的结果记录在护理记录单上。	
(3)阅读粪便检查报告单,有助于帮助护士评估导致患者腹泻或便秘的病因。	
①白细胞	①肠道炎症时增多,其数量多少与炎症轻重及部位有关。小肠炎症时白细胞数量一般<15/HP,肠道寄生虫病时可见较多嗜酸性粒细胞。
②红细胞	②下消化道出血、溃疡性结肠炎、大肠癌时可见红细胞。

续表

步骤	原理/评定标准,注意事项
③巨噬细胞	③见于细菌性痢疾和溃疡性结肠炎。
④肿瘤细胞	④见于大肠癌患者的血性粪便中。
⑤食物残渣	⑤腹泻患者中可见。
⑥寄生虫及寄生虫卵	⑥肠道寄生虫病时可见,包括:阿米巴、鞭毛虫、孢子虫等。
⑦隐血试验	⑦消化道恶性肿瘤时,阳性率可达95%,呈持续阳性;肠结核、炎症性肠病时,常为阳性。
⑧细菌	⑧某些腹泻患者粪便涂片可见人体酵母菌,肠结核患者粪便涂片可见抗酸杆菌。
(4)准确掌握患者的病情。	为下一步的护理提供依据。
(5)将患者的病情与医生进行沟通。	为下一步的诊断、治疗提供依据。

【评估关键环节提示】

1.准确掌握患者大便的基本状况

(1)当护士在询问患者所解大便的性状时,由于双方所受的教育和认知度的不同,以及患者在文化程度、理解能力、表达能力上存在着差异性,患者可能在描述其大便的基本性状时,不能准确、有效地表达,从而影响了护士的正确评估。因此,在与患者沟通时,可以使用"布里斯托大便分类法"对患者的大便进行基本的评估。

(2)布里斯托大便分类法将大便分为:①第一型:一颗颗硬球(很难通过);②第二型:香肠状,但表面凹凸;③第三型:香肠状,但表面有裂痕;④第四型:像香肠或蛇一样,且表面很光滑;⑤第五型:断边光滑的柔软块状(容易通过);⑥第六型:粗边蓬松块,糊状大便;⑦第七型:水状,无固体块(完全液体)。第一型和第二型表示有便秘;第三型和第四型是理想的便形,尤其第四型是最容易排便的形状;第五至第七型则代表可能有腹泻。

（3）使用"布里斯托大便分类表"，患者可以按照图形所标示的大便性状进行准确的描述。

2.准确评估患者粪便特殊的颜色与性状

（1）理想粪便的颜色与性状为黄褐色圆柱形软便，在布里斯托大便分类中属第三和第四型。当腹泻或便秘患者所排粪便的颜色与性状发生了特殊的改变时，护士必须掌握如何通过肉眼观察对这些特殊的改变进行准确的评估。

（2）通过颜色与性状进行评估

1）深黄色便：见于溶血性黄疸患者。

2）鲜血便：鲜血附着于所排粪便的表面，常见于直肠息肉、直肠癌，也见于排便困难患者严重时因痔疮加重或肛裂而在排便之后鲜血滴落在粪便上甚至便血。

3）柏油样便：稀薄、黏稠、漆黑、发亮的黑色粪便，形似柏油。见于消化道出血。服用活性炭、铋剂之后也可排出黑色大便，但不发亮，隐血试验为阴性；如果食用较多动物血、肝脏、大量绿色蔬菜或口服铁剂、维生素 C 等也可使粪便呈黑色，隐血试验也可为阳性。

4）白陶土样便：见于各种原因引起的胆管阻塞患者。

5）脓性及脓血便：见于肠道下段病变，如溃疡性结肠炎、大肠癌、痢疾等，脓或血的多少取决于炎症类型及其程度。阿米巴痢疾以血为主，血中带脓，呈暗红色稀果酱样，细菌性痢疾则以黏液及脓为主，脓中带血。

6）米泔水样便：粪便呈白色淘米水样，内含有黏液片块，量大、稀水样，见于重症霍乱、副霍乱患者。

7）黏液便：正常粪便中有少量黏液与粪便均匀混合，肉眼不易察觉。小肠炎症时增多的黏液均匀地混于粪便中；大肠病变时因粪便已逐渐形成，黏液不易与粪便混合，则附着于粪便的表面。单纯黏液便的黏液无色透明，稍黏稠，脓性黏液便的黏液则呈黄白色不透明，见于各类肠炎、细菌性痢疾、阿米巴痢疾等。

8)稀糊状或水样便:见于各种感染性或非感染性腹泻。大量黄绿色稀汁样便(3000ml 或以上),并含有膜状物时见于假膜性肠炎;红豆汤样便见于出血坏死性肠炎;洗肉水样便见于副溶血性弧菌食物中毒。

9)细条状便:排出的粪便为细条样或扁平状,提示直肠狭窄,多见于直肠癌患者。

10)球状硬便:见于各种原因引起的便秘,特别是习惯性便秘。

(3)通过气味进行评估

1)恶臭味:见于慢性肠炎、胰腺疾病、结肠或直肠癌溃烂时。

2)血腥臭味:见于阿米巴肠炎。

3)酸臭味:见于脂肪及糖类消化或吸收不良时。

【经验分享】

1.正确采集粪便标本

(1)采集培养标本时,如患者无便意,可以使用长的无菌棉签蘸0.9%氯化钠溶液,由肛门轻轻插入 6～7cm,顺一个方向慢慢旋转后退出,将棉签置于培养瓶内,盖紧瓶塞及时送检。

(2)采集寄生虫标本时,如患者服用过驱虫药或作血吸虫孵化检查,应该留取全部粪便。

(3)检查阿米巴原虫,在采集标本前几天,应避免给患者服用油质、钡剂或含金属的泻剂,以免金属制剂影响阿米巴原虫卵或胞囊的显露。采集前应将便器加热至接近人体体温,如环境温度低时应注意保暖,以防止阿米巴原虫死亡。

(4)患者腹泻时的水样便,容易溢出污染环境,应注意采取防护措施,如置于整理箱内或放入塑料袋内。

(5)避免尿液、月经血混入大便标本。

(6)不要留取灌肠后的大便标本。

2.预防大便隐血试验假阳性

(1)指导患者在留取大便标本前三天避免进食造成假阳性的物质：如新鲜动物食品(鱼、牛乳、鸡蛋、贝类、动物肉等)、蔬果类食品(如大量绿叶菜、萝卜、香蕉、葡萄等)；某些药物，如铁剂、铋剂、阿司匹林、消炎痛、糖皮质激素等。

(2)指导患者还应避免齿龈出血、鼻出血等经口进入消化道。女性患者注意避免月经血混入粪标本。

(3)大便标本留取后要及时(1 小时内)送检，以防久置使血红蛋白被肠道细菌分解。

第二节　失水征象的评估

人体的新陈代谢是在体液环境中进行的。体液是由水和溶解于其中的电解质、低分子有机化合物以及蛋白质等组成。水是机体内含量最多的组成成分，是维持人体正常生理活动的重要物质之一。正常人每日水的摄入和排出处于动态平衡之中，成人每日需水量约 $1500\sim2500\text{ml}$ (生理需要量 1500ml)，或每日 $30\sim40\text{ml/kg}$ 体重。体液分为细胞外液(包括血浆和组织间液)和细胞内液两部分，细胞外液的主要电解质有 Na^+ 、 Cl^- ，细胞内液的主要电解质是 K^+ 、 HPO_4^{2-} 。血浆和组织间液所含溶质，除蛋白质差异较大、 Na^+ 、 Cl^- 仅稍有差别外，其余大致相同，故血浆所含电解质成分，基本可代表组织间液。 Na^+ 为血浆中的主要阳离子，占血浆阳离子总量的 92% 左右，其含量占总渗透压比例的 50% ，故 Na^+ 在维持血浆渗透压平衡上起决定性作用。血浆渗透压正常范围为 $290\sim310\text{mOsm/kg H}_2\text{O}$ ，低于 $290\text{mOsm/kg H}_2\text{O}$ 为低渗，高于 $310\text{mOsm/kg H}_2\text{O}$ 为高渗。

水摄入调节主要依赖于神经调节，水的排泄主要依赖于抗利尿激素、醛固酮和肾的调节，即神经-内分泌-肾脏调节。由于水与电解质的平衡唇齿相依，其一异常，另一必然受到影响。当疾病等因素破坏了机体的上述调节机制或超越了调节范围,便会发生水、电解质平衡失调,最常见的为水、钠代谢失常,水、钠代谢失常是相伴发生的,单纯性水(或钠)增多或减少极为少见。失水为其中的一种类型,是指体液的丢失,造成体液容量的不足。根据水和电解质(主要是 Na^+)丢失的比例和性质,临床上常将失水分为高渗性失水、等渗性失水和低渗性失水三种。

【评估目的】

临床上患者失水十分常见,虽然它不是一个独立性疾病,但它可以是消化系统疾病引起的后果,也可以是疾病进程中,特别是消化系统急危重症患者,几乎都伴有的病理生理过程,有时甚至是威胁患者生命的主要危险。因此,护士应做好对患者失水征象的早期评估,目的在于及时发现患者是否存在失水、正确判断失水的类型及严重程度、明确导致失水的直接原因、掌握失水对患者造成的影响,从而有助于早发现、早抢救、早护理。

【评估方法】

①密切观察患者是否存在导致失水的原因;②准确记录 24 小时出入液量;③相关实验室检查;④明确失水的性质;⑤评估失水的严重程度。

【标准化评估流程】

见表 7-2。

步骤	原理/评定标准,注意事项
1.准备工作	
(1)病人准备:评估病人意识、体位舒适程度、病人的理解合作能力。告知评定的目的及方法。	尊重患者的知情权,消除患者的疑惑,更好地配合护理评估。
(2)环境准备:病室光线适宜、温度适中、环境安静、隐蔽和安全。	保持患者舒适,避免着凉,保护患者的隐私。

步骤	原理/评定标准,注意事项
(3)用物准备:患者 24 小时出入液量记录单、集尿瓶、量杯、采血用物、尿标本容器、防腐剂、卫生纸、一次性手套、手部皮肤消毒液。	测定尿钠时,需要收集患者 24 小时尿,并做好防腐处理。
(4)护士准备:修剪指甲,洗手,戴口罩。	遵守医院感染控制要求。
2.操作过程	
(1)核对患者床号、姓名、住院号,身份确认无误。	符合查对制度的要求。
(2)患者取平卧位,必要时,将床头抬高取半卧位。	使患者舒适。
(3)密切观察是否存在导致失水的原因:	
①水摄入不足/水丢失过多:失水比例＞失钠比例,为高渗性失水	①a.水摄入不足:拒食、消化道病变引起饮水困难、肝性脑病昏迷等;b.水丢失过多:长期鼻饲高蛋白流质等肠内营养液所导致的溶质性利尿、胃肠道渗透性水样腹泻、高热大量出汗等。
②水、钠丢失过多:失水比例＝失钠比例,为等渗性失水	②a.消化道丢失:常见于大量呕吐、腹泻、胃肠减压、胃肠造瘘或肠梗阻等使消化液丢失;b.组织间液贮积:反复大量放腹水、腹腔炎性渗出液的引流。
③水补充过多胞内丢失过多失水比例＜失钠比例,为低渗性失水	③a.高渗性或等渗性失水治疗时,补充过多水分;b.过量使用噻嗪类、呋塞米等排钠性利尿剂;c.胃肠道消化液持续性丢失,如:反复呕吐、长期胃肠减压引流或慢性肠梗阻。

步骤	原理/评定标准,注意事项
(4)按照正规流程准确记录患者24小时出入液量:	体内水与电解质的动态平衡取决于摄入和排出之间的平衡。 正常成人每日的水摄入量和排出量是平衡的,均为1500～2500ml。
①记录24小时入液量	①a.饮水量;b.食物中含水量:运用医院食物含水量表进行评估;c.输液量;d.输血量;e.内生水:350ml/d,一般忽略不计,虽然量不多,但在肾严重损伤导致排水障碍的情况下,调节水平衡时仍需考虑。
②记录24小时出液量	②a.尿量;b.粪便量:正常情况下人体每天所排粪便含水量为150ml;c.胃肠减压抽出液;d.胸、腹腔抽出液;e.呕吐物;f.引流出的胆汁等;g.无形失水:包括呼吸蒸发和皮肤蒸发的水,成人每日约800ml;但体温每增高1℃,每日每公斤体重将增加失水3～5ml。
(5)按正规操作程序采集患者血标本和尿标本,及时送检。监测血Na^+、尿Na^+、血细胞比容、尿比重的变化。	参考值 血Na^+:135～145mmol/L 尿Na^+:130～260mmol/24h(3－5g/24h) 血细胞比容:男性＝0.48,女性＝0.42 尿比重:1.015～1.025mmol
①血Na^+、尿Na^+	①a.高渗性失水:血Na^+＞145mmol/L;b.等渗性失水:血Na^+正常;c.低渗性失水:血Na^+＜135mmol/L;d.低钠血症时,尿Na^+减少。

续表

步骤	原理/评定标准,注意事项
②血细胞比容、尿比重	②a.高渗性失水:血细胞比容轻度升高、尿比重升高;b.等渗性失水:血细胞比容正常、尿比重正常;c.低渗性失水:血细胞比容升高、尿比重降低。
(6)观察患者失水的特征性表现,明确失水的性质:	
①口渴	①a.高渗性失水:严重;b.等渗性失水:舌干,不渴;c.低渗性失水:不明显。
②皮肤弹性	②a.高渗性失水:尚可;b.等渗性失水:差;c.低渗性失水:极差。
③黏膜	③a.高渗性失水:极干;b.等渗性失水:干;c.低渗性失水:湿。
④血压	④a.高渗性失水:可正常;b.等渗性失水:低;c.低渗性失水:很低。
⑤尿量	⑤a.高渗性失水:极少;b.等渗性失水:少;c.低渗性失水:正常(休克时少)。
(7)评估失水的严重程度	
①重度高渗性失水	①a.神经系统异常症状:狂躁、谵妄、定向力失常、幻觉、晕厥和高热。b.严重者昏迷、休克、尿闭、急性肾衰竭。
②重度等渗性失水	②脉搏细速、肢端湿冷、血压下降等休克表现;
③重度低渗性失水	③a.休克;b.木僵、惊厥等神经症状;c.严重者昏迷。
3.随后的护理和监测	
(1)清理用物,洗手。	符合医院感染控制要求,预防交叉感染。

续表

步骤	原理/评定标准,注意事项
(2)将所评估的结果记录在护理记录单上。	
(3)准确掌握患者的病情。	为下一步的护理提供依据。
(4)将患者的病情与医生进行沟通。	为下一步的诊断、治疗提供依据。
(5)积极配合医生做好重度失水患者的抢救工作。	

【评估关键环节提示】

1.评估高渗性失水患者的临床表现

(1)当失水量相当于体重的 2%～3%时,为轻度失水。患者感口渴,无其他症状。尿量减少,尿比重增高。血钠浓度＞145mmol/L。

(2)当失水量达到体重的 4%～6%时,为中度失水。患者感极度口渴,唇舌干燥,咽下困难,声音嘶哑;有效循环血容量不足,心率加快;皮肤干燥、弹性下降、眼窝下陷;头晕、乏力、烦躁不安等。血钠浓度＞150mmol/L。

(3)当失水量相当于体重的 7%～15%时,为重度失水。患者出现神经系统异常症状如躁狂、谵妄、定向力失常、幻觉、晕厥和脱水热。如失水量超过体重的 15%时,可出现高渗性昏迷、低血容量性休克、尿闭和急性肾衰竭。

2.正确评估低渗性失水患者的临床表现

(1)当血钠浓度为 130～135mmol/L 时,为轻度失水。患者感疲乏、头晕、软弱无力;口渴不明显。血压在 100mmHg 以上。尿少、尿钠极低。

(2)当血钠浓度为 120～130mmol/L 时,为中度失水。除以上临床表现外,患者还出现恶心、呕吐、视物模糊、脉搏细速、脉压差变小、浅静脉萎陷、站立性晕厥等。血压可降至 100mmHg 以下。尿量减少、尿钠测不出。

(3)当血钠浓度＜120mmol/L时,为重度失水。上述临床表现加重,患者出现四肢发凉、体温低、脉搏细速等休克表现,血压降至80mmHg以下。还可出现肌痉挛性抽痛、意识模糊、木僵、惊厥或昏迷。

【经验分享】

1.等渗性失水的快速评估法 见表7-3。

无失水	轻度失水(≥2个体征)	重度失水(＞2个体征)
清醒	烦躁不安或易激惹	嗜睡或昏睡
无凹眼	凹眼	凹眼
正常饮水	急切地饮水	少饮水或不饮水
皮肤皱褶立即平复	皮肤皱褶平复缓慢	皮肤皱褶平复缓慢

2.准确评估患者的皮肤弹性

(1)以左手握住患者右腕,将其上臂轻度外展,用右手示指和拇指捏起患者上臂内侧肘上3～4cm处皮肤,1～2秒钟后松开,观察皮肤皱褶平复的情况。如皮肤皱褶迅速平复为弹性正常,如皱褶平复缓慢则表示弹性减弱。也可选择患者手背部皮肤进行评估。

(2)皮肤弹性与患者的年龄、营养状态、皮下脂肪有关。儿童及青年人皮肤紧张富有弹性;中年以后皮肤组织逐渐松弛,弹性减弱;老年人皮肤组织萎缩,皮下组织减少,弹性减退。在评估患者皮肤弹性时,要将上述情况考虑进去。

(3)发热时,患者血液循环加速,周围血管充盈,可使皮肤弹性增加,从而掩盖了皮肤弹性的真实状况,因此,护士要善于识别。

第三节　腹痛的评估

国际疼痛协会将疼痛定义为:一种与组织损伤或潜在组织损伤有

关的不愉快的主观感觉和情感体验。疼痛是人对伤害性刺激的一种主观感受,是人的理性因素、情感因素和生理因素相互作用的结果。现在,疼痛已被世界卫生组织列为继体温、脉搏、呼吸、血压四大生命体征的第五生命体征,在临床上已成为护理评估的一个重要组成部分。

腹痛是消化系统疾病患者中很常见的一种临床症状,许多腹部脏器疾病可以引起腹痛,但腹痛也可由腹腔外疾病及全身性疾病引起。临床上一般将腹痛按起病缓急、病程长短分为急性腹痛和慢性腹痛。急性腹痛的特点为发病急、进展快、变化多、病情重,如果处理不及时,将会给患者带来严重危害甚至死亡;而慢性腹痛是指腹痛持续 1 个月或更长的时间,超过急性疾患或损伤的一般病程,或合并慢性病变在数月或数年内间断复发的疾病。慢性腹痛如果得不到缓解,患者将感到极度不适,可能会引起或加重患者的焦虑、抑郁、乏力、失眠、食欲减退等症状,严重影响患者日常活动、自理能力、交往能力及整体生活质量。

【评估目的】

由于腹痛能给患者带来身心多方面的损害,因此,必须对患者进行准确及时、全面动态的疼痛评估。目的在于正确判断腹痛的性质和严重程度,使腹痛能得到及时、有效、合理的干预;监测疼痛干预的效果;全面掌握与患者腹痛相关的生理、心理、社会情况,为进一步的护理支持提供依据。

【评估方法】

①主动评估患者是否存在腹痛情况;②量化评估:使用合适的评估量表等量化工具来评估患者疼痛主观感受程度;③全面评估:腹痛发生的原因、腹痛发作的情况以及对患者的影响;④采集血、尿、粪标本;⑤实验室检查。

【标准化评估流程】

见表 7-4。

步骤	原理/评定标准,注意事项
1.准备工作	
(1)病人准备:评估病人意识、体位舒适程度、病人的理解合作能力。告知评估的目的及方法。	尊重患者的知情权,消除患者的疑惑,更好地配合护理评估。
(2)环境准备:病室光线适宜、温度适中、环境安静、隐蔽和安全。	保持患者舒适,避免着凉,保护患者的隐私。
(3)用物准备:疼痛程度数字评估量表、采血用物、尿标本容器、粪标本容器、一次性手套、手部皮肤消毒液。	疼痛程度数字评估量表具有较高信度与效度,是临床上最简单最常使用的测量主观疼痛的方法,容易被病人理解和接受,可以口述也可以记录,结果较为可靠。适用于文化程度相对较高的患者。
(4)护士准备:修剪指甲,洗手,戴口罩。	遵守医院感染控制要求。
2.操作过程	
(1)核对患者床号、姓名、住院号,身份确认无误。	符合查对制度的要求。
(2)患者取平卧位,必要时,将床头抬高取半卧位。	使患者舒适。
(3)主动评估:询问患者有无疼痛,对于诉说有腹痛的患者,将疼痛评估列入护理常规监测和记录的内容。	疼痛是患者的主观感受,故评估时要重视患者的主诉,但应该加以辨别。
(4)量化评估:使用数字疼痛分级法来评估患者疼痛主观感受程度。	按照疼痛对应的数字将疼痛程度分为:轻度疼痛(1~3),中度疼痛(4~6),重度疼痛(7~10)。

步骤	原理/评定标准,注意事项
(5)全面评估:	
①腹痛的原因	
a.腹腔脏器病变:炎症、溃疡、肿瘤、阻塞和扭转、破裂、穿孔、血管病变、其他。	a.急、慢性炎症:胃炎、肠炎、胆囊炎、胰腺炎、腹膜炎等。 溃疡:胃十二指肠溃疡、溃疡性结肠炎等。 肿瘤:胃癌、肝癌、大肠癌、胰腺癌等。 阻塞和扭转:肠梗阻、胆道结石、胆道蛔虫、肠粘连、急性胃扭转、肠扭转等。 破裂:肝癌结节破裂等。 穿孔:胃穿孔、肠穿孔等。 血管病变:肠系膜动脉血栓形成、脾梗阻等。 其他:肠痉挛、急性胃扩张等。
b.腹腔外脏器病变及全身性疾病:胸部疾病;变态反应性疾病;中毒及代谢性疾病;神经、精神系统疾病。	b.胸部疾病可导致腹部牵涉痛:心肌梗死、心包炎、大叶性肺炎、胸膜炎等。 变态反应性疾病:腹型紫癜、腹型风湿热等。中毒及代谢性疾病:铅中毒等。 神经、精神系统疾病:腹型癫痫、神经症、经前紧张症等。
②腹痛发作的情况	
a.腹痛部位	a.腹痛部位:多为病变所在部位:胃、十二指肠、胰腺疾病多在中上腹;肝、胆疾病腹痛多在右上腹;小肠疾病多在脐部或脐周;结肠疾病在下腹或左下腹部。
b.腹痛性质	b.腹痛性质:空腔脏器多为绞痛,阵发性加剧;实质脏器多为持续性隐痛或钝痛;胀痛可能为实质脏器包膜牵拉导致。

续表

步骤	原理/评定标准,注意事项
c.诱发因素	c.诱发因素:饮酒和暴饮暴食可诱发急性胰腺炎;进油腻食物可诱发胆囊炎和胆石症;腹部手术后可导致机械性肠梗阻。
d.发作时间	d.发作时间:胆、胰疾病和胃部肿瘤等可致餐后痛;胃及十二指肠溃疡有周期性、节律性上腹痛。
e.与体位的关系	e.某些体位可使腹痛加剧或减轻:胃黏膜脱垂时取左侧卧位可减轻腹痛;胰体癌患者取仰卧位时疼痛明显,而俯卧位或前倾位时可减轻。
f.伴随症状	f.伴随症状:伴发热提示为炎症性病变;伴黄疸可能与肝胆胰疾病有关;伴休克可能与胃肠穿孔、肠梗阻等有关;伴休克和贫血可能与腹腔脏器破裂有关;伴大量呕吐提示胃肠道梗阻;伴反酸、嗳气提示胃、十二指肠溃疡或胃炎;伴腹泻提示消化吸收障碍或肠道炎症、溃疡或肿瘤。
③腹痛对患者的影响	腹痛时主要表现为交感神经系统的兴奋和肾上腺系统的兴奋,可引起心率加快、血压升高、呼吸频率加快、体温升高、表情痛苦、肌肉紧张、掌心出汗、肤色改变、脉搏氧饱和度下降等变化。
(6)按正规操作程序采集患者血标本和尿、粪标本,及时送检。监测血常规、血生化、血肿瘤标志物、尿、粪的变化。	

步骤	原理/评定标准,注意事项
①血常规	a.白细胞、中性粒细胞增高提示存在炎症; b.嗜酸性粒细胞增高提示寄生虫感染或腹型过敏性紫癜。
②血生化	血淀粉酶升高提示胰腺炎。
③血肿瘤标志物	a.肝癌患者甲胎蛋白增高;b.胃肠肿瘤患者癌胚抗原异常。
④尿	a.胆红素尿提示肝胆疾病;b.胰腺炎时尿淀粉酶升高。
⑤粪	粪便隐血试验阳性提示消化性溃疡、急性胃炎和溃疡性结肠炎、胃癌等。
3.随后的护理和监测	
(1)清理用物,洗手。	符合医院感染控制要求,预防交叉感染。
(2)将所评估的结果记录在护理记录单上。	
(3)准确掌握患者的病情。	为下一步的护理提供依据。
(4)将患者的病情与医生进行沟通。	为下一步的诊断、治疗提供依据。
(5)做好患者腹痛的持续、动态评估,观察患者腹痛的缓解情况。	

【评估关键环节提示】

准确地量化评估患者腹痛的主观感受程度

量化评估是指使用疼痛程度评估量表等量化标准来评估患者腹痛主观感受程度,需要患者密切配合。量化评估疼痛时,应当重点评估最近 24 小时内患者最严重和最轻的疼痛程度,以及通常情况的疼痛程度。量化评估通常使用数字分级法、面部表情评估量表法及主诉疼痛程度分级法三种方法。每种评估方法的具体操作、适用人群都各有其特点,护士应根据患者的具体情况,合理地选择使用,才能对患者的腹痛程度做到准确地评估。

(1)数字分级法:使用《疼痛程度数字评估量表》对患者疼痛程度进行评估。将疼痛程度用0～10共11个数字依次表示,0表示无疼痛,疼痛较强时增加点数,10表示最剧烈的疼痛,数字越大表示越痛。交由患者从0到10的11个点中自己选择一个最能代表自身疼痛程度的数字。也可由护士采用规范的评估语言询问患者,如"李先生,您好,不知道您现在是否有疼痛的感觉?"或"现在有0～10分11个等级,0分代表您一点儿也不痛,10分代表你感觉最痛,您认为您现在的疼痛感觉可以打多少分?"由护士根据患者对疼痛的描述选择相应的数字。但在实际工作中,由于该表的刻度较为抽象,在评估时向患者解释使用方法比较困难,故不适合文化程度低或文盲患者,以免造成评估结果不够准确。

(2)面部表情疼痛评分量表法:是用6种面部表情从微笑、悲伤至痛苦哭泣的图画来表达疼痛程度的。疼痛评估时要求患者选择一张最能表达其疼痛的脸谱。这种评估方法简单、直观、形象易于掌握,不需要任何附加设备,特别适用于急性疼痛者、老人、小儿、文化程度较低者、表达能力丧失者及认知功能障碍者。有研究证明该评估方法也最适合老年人疼痛评估。

(3)主诉疼痛程度分级法:根据疼痛对患者生活质量的影响程度而对疼痛的程度做出了分级,每个分级都有对疼痛的描述,客观地反映了患者疼痛的程度,也容易被护患双方理解。具体分为0～3共4级。

1)0级为无痛。

2)1级为轻度疼痛:虽有疼痛但可忍受,能正常生活,睡眠不受干扰。

3)2级为中度疼痛:疼痛明显,不能忍受,要求使用镇痛药物,睡眠受干扰。

4)3级为重度疼痛:疼痛剧烈,可伴有自主神经功能紊乱表现或被动体位,睡眠严重受干扰。

【经验分享】

1.判断影响正确评估腹痛的因素

（1）主观因素

1）患者的性格：富于情感、善于交际的患者主诉疼痛的机会较多，反应更强烈，比性格内向的患者更易受到重视。而处于相似疼痛状态下的性格内向患者，则因不善于表达或不愿主动向护士报告，主诉较少，疼痛常常被忽视。

2）过去曾有过较多疼痛经历的患者，面对疼痛的耐受性相对较高。

3）患者的情绪或精神状态。焦虑情绪与痛觉之间有着十分密切的关系，焦虑情绪越严重，机体的痛阈越低，心理高度恐惧的患者对疼痛的敏感性增高。

（2）客观因素

1）患者的年龄、性别：一般来说，年长者较年幼者耐受疼痛。女性被认为疼痛阈值低，对疼痛的耐受力较男性差。

2）患者的社会文化背景：有一定文化程度的人对疼痛较敏感，而文化程度较低的人，一般耐受疼痛能力较强。社会文化背景可影响患者对疼痛的反应，患者若生活在一个推崇勇敢和忍耐精神的文化背景中，往往而更善于耐受疼痛。护士与患者的文化背景差异很大时，也可影响对患者疼痛的判断与评估。

2.遵循疼痛评估的基本原则

（1）相信患者的主诉：疼痛是患者的主观感受，不论何种原因引起，不论如何反应，只要病人主诉疼痛，那么疼痛就是真实存在的。因此对于意识清醒的患者而言，疼痛评估的金标准是患者的主诉。护士应鼓励患者充分表述疼痛的感受和疼痛相关的病史。而对于一些无法自我表达疼痛的患者，应该鼓励家属和照顾者及时汇报，通过患者的表情、行为表现来评估疼痛。

（2）全面评估疼痛：护士应注意综合评估疼痛的情况。在询问过程中可以按照 PQRST 的顺序获得疼痛的相关信息。此外，还应询问疼痛的病史，发作的原因，疼痛的伴随症状以及对日常生活的影响，患者的既往病史，以前疼痛的诊断、治疗和效果等。另外还需要考虑患者的精神状态及有关心理社会因素。P：促发和缓解因素；Q：疼痛的性质；R：疼痛的部位及范围；S：疼痛的严重程度；T：疼痛的时间因素，包括减轻或加重的时间、疼痛发作的时间以及疼痛持续的时间。

（3）动态评估疼痛：在对患者进行初步疼痛评估以后，需要根据患者疼痛情况、治疗计划等实施动态常规的疼痛评估。一是要把握评估的时机：①患者主诉出现新的疼痛；②进行新的操作时；③在疼痛治疗措施达到峰值效果后；④对于一些长时间存在的疼痛，如慢性疼痛需要根据疼痛情况规律地进行评估。二是要明确再评估的内容：①现在的疼痛程度、性质和部位；②过去 24 小时最严重的疼痛程度；③疼痛缓解的程度；④治疗方案实施中存在的障碍；⑤疼痛对日常生活、睡眠和情绪的影响；⑥疼痛治疗的不良反应。

第四节　出血征象的评估

【评估目的】

消化道出血是临床上常见的症状之一。根据出血部位分为上消化道出血和下消化道出血。上消化道出血是指屈氏韧带以上的食管、胃、十二指肠、胰、胆道病变引起的出血；胃空肠吻合术后的空肠上端病变所致出血也属于此范围。屈氏韧带以下的肠道出血称为下消化道出血。出血的临床表现主要取决于出血病变的性质、部位、出血量与速度，并与患者出血前有无贫血、凝血象及心、肾、肝功能有关。消化道大出血，主要表现为呕血、便血和不同程度的周围循环衰竭，如处理不当可危及生命。临床实践表明，除及时、正确的诊疗外，对出血征象及周围循环状况的正确评估是提供临床治疗和护理的关键资料，加强临床症状的观察、科学的护理对提高疗效、降低病死率有显著的作用。

【操作关键环节提示】

1.出血部位的判断　　上消化道出血一般表现为呕血或（和）黑便。一般而言,幽门以上部位的出血多表现为呕血;幽门以下的出血多表现为黑便或便血。如果出血量小,血液在胃内未引起恶心、呕吐,血液向下排出而表现为便血,如果出血快、出血量大,幽门以下的血液反流到胃引起恶心、呕吐而表现为呕血。血液颜色主要与出血量和出血速度有关,而出血部位是比较次要的。出血量小时,血液在胃内滞留时间长,经胃酸作用转化成正铁血红蛋白,呕血呈棕黑色或咖啡色。出血快、出血量大时,血液在胃内滞留时间短,呕血可呈暗红色或鲜红色,甚至伴有血凝块,出血常为动脉性出血或食管静脉曲张破裂出血的含氧饱和度较高的门静脉血。黑便常表现为柏油样稀便或黑紫色,是由于血液除受胃酸作用外,还在结肠中与硫化氢结合成硫化铁的结果。当出血量大且速度快时,血液在肠内推进快,粪便可呈暗红色甚至鲜红色,须与下消化道出血鉴别;反之,空肠、回肠的出血如出血量不大,在肠内停留时间较长,也可表现为黑便,须与上消化道出血鉴别。一次出血量超过 50ml,大便即可呈黑色。大量出血时肠蠕动亢进,可排出暗红色血便。

2.出血量的判断　　失血量的估计对进一步处理极为重要。呕血、黑便和便血是消化道出血的特征性临床表现。大便隐血试验阳性提示每日出血量>5~10ml;出现黑便表明出血量在 50~70ml 以上;当胃内积血量达到 250~300ml 时可引起呕血;一次出血量在 400ml 以下时,一般不引起全身症状;如出血量超过 400~500ml,可出现头晕、心悸、乏力等症状;如超过 1000ml,临床即出现急性周围循环衰竭的表现,严重者引起失血性休克。以呕血、便血的数量作为估计失血量的资料,往往不太精确。因为呕血与便血常分别混有胃内容物与粪便,另一方面,部分血液尚潴留在胃肠道内,未排出体外。因此,临床上根据血容量减少导致周围循环的变化而综合做出出血量的判断。

（1）从一般状况来判断出血量:失血量少,在 400ml 以下,血容量轻度减少,可由组织液及脾贮血所补偿,循环血量在 1 小时内即得到改善,故可无自觉症状。当出现头晕、心慌、冷汗、乏力、口干等症状时,表示急性失血在 400ml 以上;如果有晕厥、四肢冰凉、尿少、烦躁不安时,表示出血量大,失血至少在 1200ml 以上;若出血仍然继续,除晕厥外,尚有气短、无尿,此时急性失血已达 2000ml 以上。

(2)脉搏:脉搏的变化是快速判断失血程度的重要指标。急性消化道出血时血容量锐减,机体处于代偿状态,表现为心率加快。当失血量过大,机体代偿功能不足以维持有效血容量时,脉搏快而弱,脉搏每分钟增至 100 次左右,出血量占总血容量的 20%,失血估计 1000ml 左右;脉搏每分钟 120 次以上,脉搏细微,甚至扪不清时,估计出血量占总血容量 30% 以上,失血已达 1500ml 以上。

(3)血压:血压的变化同脉搏一样,是估计失血量的可靠指标。当急性失血 1000ml 以上时(占总血量的 20%),收缩压可正常或稍升高,脉压缩小。尽管此时血压尚正常,但已进入休克早期,应密切观察血压的动态改变。急性失血 1000~1600ml 时(占总血量的 20%~40%),收缩压可降至 70~80mmHg,脉压小。急性失血 1600ml 以上时(占总血量的 40%),收缩压可降至 50~70mmHg,更严重的出血,血压可降至零。

(4)血象:血红蛋白测定、红细胞计数、血细胞比容可以帮助估计失血的程度。但在急性失血的初期,由于血浓缩及血液重新分布等代偿机制,上述数值可以暂时无变化。一般需组织液渗入血管内补充血容量,即 3~4 小时后才会出现血红蛋白下降,平均在出血后 32 小时,血红蛋白可被稀释到最大限度。出血量小于 500ml 时血红蛋白一般无变化。出血量达到 1000ml,血红蛋白 70~100g/L,如果病人出血前无贫血,血红蛋白在短时间内下降至 70g/L 以下,表示出血量大,在 1200ml 以上。大出血后 2~5 小时,白细胞计数可增高,但通常不超过 15×10^9/L。然而在肝硬化、脾功能亢进时,白细胞计数可以不增加。

(5)尿素氮:上消化道大出血后数小时,血尿素氮增高,1~2 天达高峰,3～4 天内降至正常。如再次出血,尿素氮可再次增高。尿素氮增高是由于大量血液进入小肠,含氮产物被吸收。而血容量减少导致肾血流量及肾小球滤过率下降,则不仅尿素氮增高,肌酐亦可同时增高。如果肌酐在 $133\mu mol/L$ 以下,而尿素氮$>14.28mmol/L$,则提示上消化道出血在 1000ml 以上。

3.出血是否停止的判断　下列情况应考虑上消化道继续出血或再出血:

(1)反复呕血或黑粪次数增多、粪质稀薄,或排出暗红以致鲜红色的血便,伴有肠鸣音亢进。

(2)在 24 小时内经积极输液、输血仍不能稳定血压和脉搏,一般状况未见改善;或经过迅速输液、输血后,中心静脉压仍在下降。

(3)血红蛋白、红细胞计数与血细胞比容继续下降,网织红细胞计数持续增高。

(4)补液与尿量足够的情况下尿素氮持续或再次增高。

(5)胃管抽出物有较多新鲜血。

(6)听诊患者肠鸣音 12 次/分,提示患者有再出血可能。

(7)门静脉高压的病人原有脾大,在出血后常暂时缩小,如不见脾恢复肿大亦提示出血未止。

4.听诊肠鸣音

(1)听诊部位:①应将听诊器胸件置于腹壁上,全面地听诊各区,顺序正确,左至右,下至上;②应注意在上腹部、脐部、右下腹部及肝、脾区听诊。

(2)会听并能表述何谓肠鸣音正常、亢进、消失:①能描述正常肠鸣音:每分钟 4～5 次;②能描述肠鸣音亢进:每分钟 10 次以上且肠鸣音响亮、高亢;③能描述肠鸣音消失标准:3～5 分钟听不到肠鸣音。

【经验分享】

由于出血大部分存在胃肠道,单凭呕血或排血量估计出血是不准确的。临床上经验性判断出血量,粪便隐血试验阳性者提示每日出血量＞5～10ml；黑便的出现一般为每日出血量在 50～70ml 以上；胃内储积血量在 250～300ml 可引起呕血；一次出血量不超过 400ml 时，因组织液与脾贮血补充血容量，并不引起全身症状；出血量超过 400～500ml，可引起头晕、心悸、乏力等症状；凡上消化道大量出血（达 1000ml），特别是出血较快者有头昏、乏力、心悸、心动过速和血压偏低等表现。随出血量增多，症状更为明显，引起出血性休克。

一般出血停止 3 天，大便颜色转黄，也可根据神志、血压、脉搏、神情、腹部情况、血红蛋白、周围血象、血细胞比容情况加以综合判断。

【注意事项】

1.体温　①测量前清点体温计数量，检查体温计有无破损，水银柱是否都在 35℃以下；②测量前 20～30 分钟应避免剧烈运动、进食、进冷热饮料、做冷热敷、洗澡、坐浴、灌肠等；③婴幼儿、昏迷、精神异常、口腔疾病、口鼻手术、张口呼吸者禁用口腔测量法；④腹泻、直肠或肛门手术、心肌梗死患者不宜用直肠测温法；⑤发现体温与病情不相符合时，应在病床旁监测，必要时作对照复测。

2.脉搏　①手术后、病情危重或接受特殊治疗者需 15～30min 测量一次；②偏瘫患者应测健肢；③不可用拇指诊脉；④异常脉搏、危重患者需测 1min；⑤脉搏弱难测时，用听诊器听心率 1min；⑥脉搏出现短绌时，应由 2 人同时测量，记录方法为"心率/脉率"。

3.呼吸　①由于呼吸在一定程度上受意识控制，所以测呼吸时不应让患者察觉；②小儿及呼吸异常者应测 1min，③呼吸微弱或危重患者，可用少许棉花置于鼻孔前，观察棉花被吹动的次数，测 1min。

4.血压

（1）为有助于测量的准确性和对照的可比性，应做到四定：定时间、定部位、定体位、定血压计。

（2）偏瘫患者应选择健肢测量。

（3）排除影响血压值的外界因素。①袖带太窄需要较高的压力才能阻断动脉血流，故测得血压值偏高；②袖带过宽使大段血管受压，以致搏动音在达到袖带下缘之前已消失,故测出血压值偏低;③袖带过松使橡胶袋充气后呈球状,以至有效的测量面积变窄,测得血压偏高;④袖带过紧使血管在未充气前已受压,故测出血压偏低;⑤如发现血压听不清或异常时,应重测,先驱净袖带内空气,使汞柱降至"0",稍休息片刻再行测量,必要时作对照复查;⑥防止血压计本身造成的误差,如水银不足、汞柱上端通气小孔被阻等。

第五节 胃镜检查护理技术

胃镜检查的全名为上消化道内视镜检查,它是利用一条直径约1cm 的黑色塑胶包裹导光纤维的细长管子,前端装有内视镜,由嘴中伸入受检者的食管-胃-十二指肠,借由光源器所发出之强光,经由导光纤维可使光转弯,让医师从另一端清楚地观察上消化道内各部位的健康状况。必要时,可由胃镜上的活检孔伸入活检钳做病理切片检查。全程检查时间约 10 分钟,若做病理切片检查,则需 20～30 分钟。优点:胃镜细而软,易弯曲,患者痛苦少,同时医师能直观的发现食管、胃及十二指肠降部近侧段的病变,并可取活组织检查,为患者的病情诊断及治疗提供依据。缺点:只能观察到消化道黏膜,对消化道大体形态和胃肠动力性疾病,如胃下垂、贲门失弛缓症等难以诊断。胃镜的发展经历了从最初的硬式内镜、半可曲式内镜、纤维内镜到现在的电子内镜的过程。胃镜检查现在是临床中应用最为广泛的技术,也是为患者最易接受的一种内镜技术。

【护理目标】

充分做好术前准备,检查过程顺利,未出现明显并发症,术后给予饮食指导。

【适应证】

反复或持续出现上消化道症状或粪便隐血阳性,需做检查以确诊者;不明原因的上消化道出血者;X 线钡剂检查发现上消化道有病变,而未能确定其性质者;咽下困难、吞咽疼痛或胸骨后烧灼感者;慢性萎缩性胃炎伴肠上皮不典型化生,需按时随访者;药物治疗后随访或手术效果的观察;食管、胃手术后症状复发或加重,怀疑吻合口病变者;需内镜治疗者,如胃内息肉摘除、取管腔异物、局部止血、黏膜下注射及曲张静脉结扎、硬化等治疗。

【禁忌证】

严重心脏病、严重的心、肺、肝、肾功能不全者;严重肺部疾病;上消化道大出血生命体征不稳者;精神不正常不能配合检查者;咽部急性炎症者;明显主动脉瘤;腐蚀性食管炎急性期;疑有胃肠穿孔者。

【操作步骤】

1.患者检查前需禁食、禁饮 6 小时,保证空腹状态。

2.如装有活动性义齿,嘱患者在检查前取出,以免检查中误吸或误咽。

3.检查胃镜是否处于完好备用状态。

4.进镜时,护士应注意保持患者头部位置不动,勿向后仰;嘱患者有恶心反应时不要吐出牙垫,深呼吸以缓解不适。

5.检查中嘱患者不要吞咽唾液以免引起呛咳或误吸,让唾液流入治疗盘内或用吸引管将唾液吸出。

6.胃镜刚进入食管时,送镜勿过快,以免造成尚未观察清楚就伤及食管占位性病变或血管性病变。

7.检查过程中,注意观察患者面色、神志、生命体征变化,如有异常,立即停止检查,并做对症处理。

8.在送入活检钳的过程中,应始终保持靠近钳道管口处的活检钳金属套管垂直于钳道管口,避免金属套管成锐角打折,从而损坏活检钳套管。

9.活检钳尚未送出胃镜先端部时,钳瓣应始终保持关闭状态,否则会损伤内镜活检管道。

10.钳取标本时,应均匀适度用力关闭活检钳,不能突然过度用力,否则易损坏活检钳里面的牵引钢丝或拉脱钳瓣开口的焊接点。

11.如遇某些癌肿组织较硬,钳取组织时关闭速度要稍缓慢才能取到大块组织。

12.在钳取组织后,护士右手往外拔出活检钳,顺势将活检钳绕成大圈握在手中,同时左手用纱布盖住活检孔,防止胃液涌出及初步清除活检钳的黏液、血污。

【护理结果】

1.患者对检查过程满意。

2.患者未诉不适,检查过程顺利,无并发症发生。

3.准备充分,检查中未出现仪器故障。

4.护士操作规范、动作熟练,消毒方法正确。

【注意事项】

1.检查前嘱患者需禁食、禁饮 6 小时。

2.胃镜处于完好备用状态。

3.检查中严密观察患者的情况,同时安慰、关心患者。

4.检查中注意保护牙垫,防止脱出。

5.检查后的饮食指导及常见不适的处理方法。

第六节　肠镜检查护理技术

肠镜检查是经肛门将肠镜循腔插至回盲部,从黏膜侧观察结肠病变的检查方法。它是通过安装于肠镜前端的电子摄像探头将结肠黏膜的图像传输于电子计算机处理中心后显示于监视器屏幕上,可观察到大肠黏膜的微小变化。优点:此种检查是目前诊断大肠黏膜病变最简便、最安全、最有效的方法。缺点:肠镜检查毕竟是一种侵入性检查方式,有一定的不适和并发症。因此,有不少患者畏惧这种检查,致使一些大肠病变甚至肿瘤不能早期确诊,而延误最佳治疗时机。结肠镜检查始于 20 世纪 60 年代初期,在 70 年代得到广泛应用,是诊断结肠病变和治疗结肠息肉的新技术,它能在直视下观察病变,并可摄影和做活组织检查。随着电子内镜的发展和结肠检查术的提高,结肠镜不仅能对各种大肠疾病作出正确的诊断,在治疗方面也体现出重要的地位,目前结肠镜已成为结肠疾病诊断和治疗中最常用的有效可靠的方法。现已广泛应用于下消化道疾病的检查和诊疗。由于结肠肿瘤发病率日益增高,结肠镜检查也越来越多地作为常规体检项目之一。

【护理目标】

充分做好术前准备,肠道清洁干净,检查过程顺利,未出现明显并发症,患者未诉不适,术后给予饮食及活动指导。

【适应证】

原因不明的下消化道出血和慢性腹泻久治不愈者;下腹痛、腹泻与便秘,X线钡剂检查阴性者;钡剂造影发现肠内有可疑病变,但不能明确病变性质者;肠道内肿物性质未定,炎性病变需明确范围、程度或疑有癌变者;结肠息肉、肿瘤、出血等病变需在内镜下治疗或手术定位;药物或手术治疗复查及随访;原因不明的低位肠梗阻;不明原因的消瘦、贫血。

【禁忌证】

肠道准备不好,不够清洁,影响观察和插入者;严重的心肺功能不全,不能承受检查前清洁肠道准备的检查者;妊娠、高热、身体极度衰弱者;急性憩室炎;肠道大出血血压不稳;结肠急性炎症、重症溃疡性结肠炎、腹膜炎及疑有肠穿孔、肠瘘者;精神或心理原因不能合作者;有严重心脏病、心肺功能不全、严重高血压病;急性腹泻、严重溃疡性结肠炎、结肠克罗恩病;腹膜炎、妊娠、精神病,腹部曾多次手术且有明显粘连者。

【操作步骤】

1.对于便秘患者,嘱其检查前1~2天进低脂、细软、少渣的半流质饮食,检查当日禁食早餐。

2.指导患者正确服用泻药,直至排出无渣水样便。

3.协助患者取左侧屈膝卧位,注意保护患者隐私,用毛巾遮盖患者隐私处。

4.指导患者在检查过程中深呼吸,防止或减少腹胀、腹痛、恶心等反应。

5.密切观察患者反应,如有不适,立即报告医师。

6.在肠镜检查过程中,护士可适当提醒医师少注气注意吸气。

7.当肠镜在通过乙状结肠、脾曲、肝曲困难时或内镜打弯结襻时,需要护士做辅助手法帮助医师进镜。主要手法是在患者腹壁加压,顶住镜身使其不致打弯结襻,顺利通过弯曲部。

8.检查结束前,护士需提醒医师抽干净肠内残余气体。

9.检查结束后需询问患者腹胀、腹痛及排便情况。如腹胀明显者,再行内镜下排气,腹痛未缓解或排血便者建议留院观察。

10.检查后腹痛、腹胀未缓解时,可适当走动,帮助排气。或者热敷,频繁地改变体位以及垫高臀部,还可进行肛管排气。检查后要注意观察粪便的颜色、性质、量,如有异常及时就医。

11.全麻患者24小时内不得驾驶车辆和进行机械性操作,不得进行精密计算,2小时后进温软饮食,离开检查室需亲友陪伴,以免发生意外。

【护理结果】

1.肠道准备干净。

2.患者未诉不适,检查过程顺利,无并发症发生。

3.准备充分,检查中未出现仪器故障。

4.护士操作规范、动作熟练,爱伤观念强。

5.术后健康宣教全面,患者及家属满意。

【注意事项】

1.指导患者正确服用泻药,直至排出无渣水样便。

2.患者服泻药过程中,严密观察患者有无不适。

3.肠镜处于备用状态。

4.肠镜检查过程中,密切观察患者反应,如有不适,立即报告医师。

5.检查结束前,护士需提醒医师抽干净肠内残余气体。

6.指导患者检查后饮食及出现不适时的处理方法。

第七节　胶囊内镜检查护理技术

胶囊内镜是一种新型的无创无痛消化道(特别是小肠)无线检测系统,属于非侵入性检查。患者吞入智能胶囊后,胶囊随着胃肠道的蠕动在整个消化道管腔内运行,同时对经过的胃肠道进行连续摄像,并以数字信号传输图像给患者体外携带的图像记录仪进行存储记录。术者通过影像工作站分析图像记录仪所记录的图像,以了解患者整个消化道的情况,从而重点对患者的小肠疾病做出诊断或排除小肠疾病。胶囊内镜具有检查方便、无创伤、无导线、无痛苦、无交叉感染、不影响患者的正常工作等优点,扩展了消化道检查的视野,克服了传统的插入式内镜所具有的患者耐受性差、不适用于年老体弱和病情危重患者等缺陷,可作为消化道疾病尤其是小肠疾病诊断的首选方法。但是胶囊内镜检查的缺点是影响图像质量的因素较多、定位诊断较难、对病变不能重复观察、同时还存在内镜胶囊排出延迟或障碍的风险。胶囊内镜的诞生推动着消化道疾病的诊断和治疗朝着无痛、无创的方向发展。临床上胶囊内镜已广泛应用于小肠疾病的诊断。

【护理目标】

患者肠道准备好,仪器准备充分,患者配合,检查过程顺利,胶囊所拍摄的图像清晰。

【适应证】

不明原因的腹痛腹泻(包括缺铁性贫血);可疑克罗恩病;可疑小肠肿瘤及息肉病的监测;可疑或难控制的吸收不良综合征。

【禁忌证】

已知或可疑消化道梗阻、狭窄或瘘管形成;患者装有心脏起搏器或其他置入性电子设备的;患者吞咽困难;妊娠。

【操作步骤】

1.检查前应清除图像记录仪内的全部数据,以防在检查过程中出现内存不足。

2.检查智能胶囊包装上的序列号和通道号,输入时切不可输错,否则会导致胶囊不能正常初始化。

3.取出胶囊后,应待胶囊前端正常闪烁,并可在实时监控窗口看到胶囊所拍摄的图像时方可让患者吞服,以确保胶囊正常工作。

4.吞服胶囊时,嘱患者切勿用牙齿咬,以免损坏胶囊。

5.患者吞服胶囊40分钟后仍未进入小肠,此时需调整胶囊的采样频率,并缩短实时监视的间隔时间,最好在胶囊进入小肠前对患者进行连续监视,待观察到胶囊进入小肠时再将采样频率调整至"正常";如果吞服2小时后仍未进入小肠,可让患者服用胃动力药或通过胃镜将胶囊送入十二指肠。

6.检查过程中,为保证最佳图像摄影效果,嘱患者吞服胶囊后尽可能减少饮水,6小时后方可进食少量简餐。但若胶囊内镜在胃内滞留时间较长,则应让患者推迟进食时间,甚至在整个检查过程中只饮水,待检查结束后方可恢复正常饮食。

7.检查当天不宜从事重体力劳动和剧烈活动,并避免弯腰、屈体等大幅度动作,以免影响检查过程中的摄像质量;同时也不应卧床休息,影响胶囊的运行;检查期间应避免图像记录仪受到挤压、碰撞,远离电磁场干扰(如磁共振),以免影响检查效果;同时被检查者之间应避免相互靠近,以免造成信号干扰;发现图像记录仪电量不足应及时进行充电。

8.患者每15分钟需观察一次记录仪的ACT指示灯是否闪烁,如在吞服胶囊后的前6小时内停止闪烁,则需记录发现时间,并及时通知术者处理。

9.告知患者注意观察大便,了解胶囊排出情况。

10.患者 72 小时后仍不能确定胶囊排出体外,就需要注意观察患者有无进行性腹痛、呕吐或其他肠道梗阻的症状,并及时与术者联系,同时做好腹部 X 线检查的准备,必要时可通过 X 线来观察胶囊的运行情况及存留位置。

【护理结果】

1.检查过程顺利,患者未诉不适。

2.图像清晰,患者满意。

3.胶囊顺利排出体外。

【注意事项】

1.检查前 1 天将记录盒充满电,检查图像记录仪的各导线是否连接完好。

2.仔细查对胶囊的序列号和通道号。

3.若患者吞服胶囊 40 分钟后仍未进入小肠,应告知医师,采取相应的措施。

4.检查过程中,嘱患者可正常活动,不应卧床休息,否则影响胶囊的运行。

5.正确指导患者饮食。

6.了解胶囊排出情况。

第八节　腹腔镜检查护理技术

通过实验室检查和多种影像诊断技术检查难于确诊时,腹腔镜就显示出了其独特精确的诊断作用。经由肚脐处切开小孔用二氧化碳扩张腹腔并将窥视镜置入腹腔或盆腔内,从而直接观察各器官、组织的情况,了解有无病变、肿瘤、粘连、畸形等,也尽量避免了不必要的开腹探查。

【护理目标】

1.患者术后疼痛小,得到有效控制。

2.诊断明确,得到进一步的治疗。

3.术后并发症得到有效预防,及时发现并处理。

【适应证】

应用于腹部外伤、腹腔肿块、胆囊疾病、腹腔转移癌、腹水、肝癌的诊断。

【禁忌证】

①食管裂孔疝,气腹可造成疝内容物嵌顿;②严重的肠胀气,有损伤肠管的危险并影响腹内观察;③严重的心肺功能不全,不能耐受人工气腹者;④出凝血机制障碍者。

【操作步骤】

1.检查前禁食 12 小时、禁水 4 小时,并按腹部手术皮肤准备,脐部应用松节油棉签彻底清洗,避免继发感染,但切勿用力过大以免损伤皮肤。

2.术前 1 天禁食易产气食物,术前根据医嘱给予口服泻药或灌肠。

3.临手术前排空大、小便,或根据医嘱予留置胃管及尿管。

4.检查腹腔镜仪器设备运转是否良好,图像清晰度,CO_2 气体量是否充足,电凝系统的性能是否完好。

5.麻醉建立后取头低足高位。

6.调节气腹机的流速,开始以每分钟 1~2L 的流速向腹腔内注入 CO_2,建立气腹,腹内压力维持在 12~13mmHg。

7.检查气腹针是否通畅,建立气腹后递 10mm 穿刺套管,内镜监视下依次递 5mm、10mm、5mm 穿刺套做第二、三、四个切口。

8.根据术者的要求传递钛夹钳、钛夹、超声刀、剪刀、电凝钩、有齿抓钳等器械。

9.检查结束,放出 CO_2 气体,拔出穿刺套管,取回内镜及器械。

10.警惕腹腔内出血、器官损伤、气体栓塞或皮下气肿的发生。

【护理结果】

1.护士操作方法正确、规范,过程顺利。

2.术前准备完善充分。

3.术中配合得当,脐部清洁,消毒、手术器械的灭菌合格。

4.术后并发症减少,缩短住院时间。

【注意事项】

1.脐部应用松节油棉签彻底清洗,但切勿用力过大以免损伤皮肤,避免术后脐部戳孔感染。

2.术前排净小便,避免术中误伤膀胱或尿潴留。

3.警惕腹腔内出血、器官损伤、气体栓塞或皮下气肿的发生。肩部酸痛,可适当的按摩和理疗。

4.如行单纯检查,则上午检查下午可以进食半流;如检查并同时手术,术后当日禁食,次日待肠蠕动恢复后可嘱进食流质清淡饮食,禁甜食,预防胀气。

第九节　三腔二囊管置入护理技术

三腔二囊管置入术是指利用食管囊和胃囊的压力,直接压在出血的静脉上,以达到止血的目的,主要用于肝门静脉高压引起的食管静脉曲张破裂出血的紧急止血,止血率可达到95%。三腔二囊管压迫止血不仅成功率高,操作简单,价格便宜,而且还可通过胃管观察胃内止血情况并向胃内注入止血药物。但是患者较痛苦,并发症多,如创伤、窒息、误吸等,早期再出血率高,故不作为首选止血措施,宜用于药物不能控制时暂时使用。近年来,为提高三腔二囊管置管成功率,提高治疗效果,护理研究者进行了大量的研究,从患者配合体位、置管方法、固定方法等方面提高三腔二囊管置管成功率,提高患者耐受性,减轻患者痛苦,缩短置管时间。除常规置管法外还有导丝交换法、吸服冰蒸馏水法、吸服去甲肾上腺盐水法、麻醉喉镜明视下置入法等。在临床实践中应根据患者的不同情况采用不同的技术处理方法。

【护理目标】

利用三腔二囊管食管气囊及胃气囊充气后直接压迫食管下段 1/3 静脉和胃底静脉,达到压迫止血的目的。

【适应证】

用于抢救胃底食管静脉曲张破裂出血,药物治疗无效的患者。

【禁忌证】

严重冠心病,高血压病,心功能不全者慎用。

【操作步骤】

1.检查气囊是否漏气,管腔是否通畅,并对各管腔做好标记。

2.测试气囊的注气量,一般为 $100\sim200$ml,要求注气后气囊要有足够大小。

3.使用时先将三腔管前段、气囊部及患者鼻腔处涂以液状石蜡润滑,并用注射器抽尽气囊残余气体后夹闭导管。

4.患者取斜坡卧位,术者将三腔二囊管从其鼻腔中缓慢插入,到咽喉部时嘱患者做吞咽动作,使三腔二囊管顺势插入,插入 65cm,胃管内抽出胃内容物或向胃内注气能听到胃内气过水音均可证明三腔二囊管插入胃内,特别是反应差的患者,一定要确定三腔二囊管在胃内才能向胃内注入液体。

5.向胃囊内注气,使胃囊膨胀,将开口部用止血钳夹闭后向外牵引三腔管,遇阻力时表示胃囊已到达胃底部。在有中等阻力情况下,用宽胶布将三腔管固定于患者的面部,并用 0.5kg 重的瓶装液体通过滑轮装置牵引三腔二囊管,角度呈 45°左右(顺着鼻腔方向),并固定于床架上,以免三腔二囊管滑入胃内。

6.用注射器向食管囊注气 100ml 左右,压迫食管下 1/3,然后夹紧此腔。最后用注射器吸出全部胃内容物。

7.用血压计测定气囊内压力,一般胃囊为 50mmHg,食管囊为 $30\sim40$mmHg。为补充测压后外逸之气,测压后可补气 5ml。

8.将胃管连接于胃肠减压器,可从吸引瓶中了解止血是否有效。

【护理结果】

1.护士操作方法正确、规范、过程顺利。

2.确保三腔二囊管在胃内,管道通畅,固定稳妥。

3.患者和(或)家属理解置管意义并能主动配合。

4.记录准确。

【注意事项】

1.操作前做好患者的思想工作,争取配合。

2.操作时手法要轻柔,避免咽腔及食管撕裂伤。

3.插管时应将气囊内空气抽尽,插管能浅勿深,先向胃气囊注气,然后再向食管气囊注气。

4.三腔二囊管下至咽腔时,要让患者做吞咽动作,以免误入气管造成窒息。

5.胃囊充气不够、牵拉不紧是压迫止血失败的常见原因,如胃囊充气量不足且牵拉过猛,可使胃囊进入食管下段,挤压心脏,甚至将胃囊拉至喉部,引起窒息。

第十节　胃肠减压护理技术

胃肠减压术是利用负压吸引和虹吸的原理,将胃管自口腔或鼻腔插入,通过胃管将积聚于胃肠道内的气体及液体吸出,对胃肠梗阻患者可减低胃肠道内的压力和膨胀程度,对胃肠道穿孔患者可防止胃肠内容物经破口继续漏入腹腔,并有利于胃肠吻合术后吻合口的愈合。胃肠减压术的优点是操作简单,价格便宜,患者接受程度高,同时可降低胃肠道内压力,改善胃肠壁血液循环,有利于炎症的局限,促进伤口愈合和胃肠功能的恢复。缺点是长时间留置胃管除可对咽喉部摩擦刺激导致咽喉部出现炎症和溃疡外,还容易引起患者恶心、呕吐、误吸。因此,临床工作者为了提高插管成功率、减轻患者痛苦,采用了一些方法,如对胃肠减压术物品准备和操作规程进行改良,留置胃管进行无负压吸引等。目前胃肠减压术是临床广泛应用的一项技术。

【护理目标】

1.患者及家属理解胃肠减压术的目的并积极配合。

2.利用胃管或双腔管及负压吸引装置,抽吸胃腔或肠道的内容物和多余气体,减低胃、肠内的压力,从而减少胃肠胀气。对于术后患者,胃肠减压术不但可以减轻腹胀,而且可以减少缝线张力和伤口疼痛,促进伤口愈合,改善胃肠壁血液循环,促进消化功能的恢复;通过对引流液的观察,发现病情变化和协助诊断。

【适应证】

各型肠梗阻患者,胃部疾病需要排出胃内容物者,胃食管肠道手术后,以及腹腔内或腹膜后的手术导致暂时性肠麻痹者。

【禁忌证】

食管狭窄,严重的食管静脉曲张,严重的心肺功能不全,支气管哮喘,食管和胃腐蚀性损伤。

【操作步骤】

1.检查患者鼻腔是否通畅,有无息肉及其他异常。

2.检查胃管是否通畅,双腔管的气囊有无漏气及气囊容量多少。

3.湿润鼻腔,润滑胃管,测量长度,送入胃管,送至咽部时嘱患者做吞咽动作。

4.抽吸胃液或听胃内气过水声,即可确定已送至胃内,用胶布固定。

5.连接吸引瓶,保持吸引瓶处于负压状态。

【护理结果】

1.护士操作正确、规范,动作轻巧。

2.患者舒适、无不良反应。

3.确保胃管在胃内,固定稳妥,保持有效胃肠减压。

4.患者或家属知晓留置胃管的注意事项,对服务满意。

5.记录准确,交接班严密。

【注意事项】

1.在进行胃肠减压前,应详细检查胃管是否通畅,减压装置是否密闭。如减压效果不好,应仔细检查发生故障的原因,并及时排除。

2.减压期间应禁止进食和饮水,如必须经口服药者,应在服药后停止减压1小时。为保持减压管的通畅,经常给予离心方向挤捏,必要时用温开水20ml冲洗胃管,以免堵塞。

3.做好口腔护理,预防口腔炎、腮腺炎。

4.妥善固定胃肠减压管,避免受压、扭曲,留有一定的长度,以免翻身或活动时胃管脱出。

第十一节　24小时食管阻抗-pH监测护理技术

胃食管反流病(GERD)是指胃内容物反流入食管引起不适症状和(或)并发症的一种疾病。24小时食管阻抗-pH监测是作为诊断GERD的“金标准”,通过此项检查,可探测病理性胃食管反流、咽喉反流是否存在及其严重程度和类型;可全面检测任何酸碱度及不同性质的反流,包括液体反流、气体反流、气体-液体混合型反流、酸反流、弱酸反流、弱碱反流等,并且可测定反流与症状的相关性。该项检查的不足之处在于价格昂贵,检查时间较长需要24小时。目前,此项检查已经广泛应用于辅助GERD的诊断。

【护理目标】

充分做好术前准备,协助术者进行检查,安慰并鼓励患者,使其配合,以确保检查顺利完成。术后注意观察患者有无不适,防止并发症的发生。

【适应证】

24小时食管阻抗-pH监测的适应证包括内镜检查无食管炎,但有典型胃食管反流症状者;非典型症状患者(耳鼻喉科疾病、非心源性胸痛,肺部疾病等);抗反流手术前、后评价等。

【禁忌证】

存在以下情况时禁止进行检查:鼻咽部或上食管梗阻、严重而未能控制的凝血性疾病、严重的上颌外伤和(或)颅底骨折、心脏疾病未稳定的患者等。

【操作步骤】

1.为记录仪安装电池,连接锑电极,按照说明提示先后将电极置于pH4.0、pH7.0的校准液中进行校正。

2.调节记录仪处于待记录状态,备用。

3.让患者从不同的鼻孔吹气,以判断哪个鼻孔更通畅,插管应使用通畅的鼻孔。

4.术前用棉签清洁鼻腔,再用蘸有利多卡因的棉签经鼻腔局部麻醉。

5.戴上手套,经鼻腔插入 pH 电极。

6.先将电极置入胃内,记录仪显示酸性 pH,表示 pH 电极已经进入胃内。缓缓向外牵拉 pH 电极,使 pH 电极置于食管下括约肌(LES)上端 5cm 处。检测前,可先行食管高分辨测压确定 LES 位置。

7.固定 pH 电极时注意美观,在面部蝶形交叉固定于鼻翼、脸颊,然后电极绕过耳后再于颈部用胶布固定。

8.若锑电极有外显电极片,固定电极片时,应置于患者胸部不易脱落的位置。

(9)教会患者如何使用记录仪及注意事项。

【护理结果】

1.护士操作方法规范、正确。

2.检查顺利完成,患者未诉不适。

3.患者学会记录仪的使用方法。

4.记录准确。

【注意事项】

1.建议患者保持正常的日常活动,以使检查更符合生理情况。

2.患者携带仪器期间,禁止沐浴,并小心保护仪器。

3.患者术中禁止服用抑酸药,有特殊需要向医生说明。

4.患者检查中,禁止咀嚼口香糖,以防刺激唾液分泌,影响观察反酸情况。

第十二节　肠内肠外营养护理技术

一、肠内营养护理技术

肠内营养是指经胃肠道,包括经口或喂养管来提供人体代谢所需的一种营养支持方式。随着对胃肠道结构和功能研究的深入,人们逐步认识到胃肠道在免疫防御中的重要地位。肠内营养较之肠外营养在营养素的吸收、利用上更符合生理,还能维持肠黏膜结构和功能的完整性。同时肠内营养价格较低廉,对技术和设备的要求较低,使用简单,易于临床管理。"只要胃肠道有功能,就利用它"在临床上已成为共识。下文将主要讲述经管饲提供的肠内营养。

【护理目标】

通过肠内营养为不能经口进食的患者提供营养和水分,维持人体正常代谢所需的营养素并有效维护肠道功能。

【适应证】

凡有营养支持指征、胃肠道有功能并可利用的患者均可进行肠内营养。包括:

1.吞咽和咀嚼困难。

2.胃肠功能正常,但营养物摄入不足或不能摄入者,如:意识障碍、大面积烧伤、大手术后患者等。

3.消化道疾病稳定期,如消化道瘘、炎症性肠病和胰腺炎等。

4.慢性消耗性疾病,如结核、肿瘤等。

【禁忌证】

消化道活动性出血,肠梗阻,严重腹泻和吸收不良,腹腔和肠道感染,空肠瘘。

【操作步骤】

1.评估患者消化、吸收、排泄功能,是否需要肠内营养,有无禁忌证。

2.确认鼻胃管、鼻空肠营养管、胃造瘘管或空肠造瘘管是否在胃肠内,了解患者有无腹胀、腹痛、腹泻等。

3.依据喂养管位置和病情,取合适的体位。意识障碍、胃排空迟缓、经鼻胃管或胃造瘘管输注营养液者取半卧位;经鼻肠管或空肠造瘘管输注者可取随意卧位。

4.进行肠内营养前用 20ml 温开水冲洗管道。

5.按个体需求配制营养液,保证营养液温度为 38~40℃。

6.根据患者对营养液的耐受、血糖值、营养液的性质和胃残留量确定进行肠内营养的速度。

7.每次输注肠内营养液前及期间(每隔 4 小时)抽吸并评估胃残留量,若胃残留量过多,应减慢滴入速度或停止。

8.连续输注肠内营养液者,应每隔 4 小时冲洗一次胃肠营养管,以防管道堵塞。

(9)肠内营养液输注完毕,或特殊用药后用 20~50ml 温开水冲洗管道。

(10)准确记录出入量,定时监测血糖、电解质、体重情况。

【护理结果】

1.患者及家属对解释和提供的护理满意。

2.患者得到正确的喂养,营养状况得到改善。

3.患者未发生与喂养有关的并发症,如感染、误吸、皮肤黏膜损伤等。

4.患者能维持正常的排便形态。

【注意事项】

1.营养液应现配现用,避免营养液污染、变质;保持调配容器的清洁、无菌;每天更换营养液输注管和瓶。

2.妥善固定胃肠营养管,避免移位、折叠、压迫或拉脱。

3.注意将营养液温度控制在 38～40℃。

4.输注营养液前后、连续输注营养液者每隔 4 小时,用温开水冲洗一次胃肠喂养管,以避免喂养管阻塞。

5.禁止经喂养管输注颗粒性或粉末状药物。切忌将药物和配方饮食混合,也不能把不同药物混合。

二、肠外营养护理技术

肠外营养指当患者胃肠道功能不能充分利用时,通过静脉途径提供人体代谢所需的营养。恰当的肠外营养可改善患者营养状态,促进蛋白合成。但长期的肠外营养又可导致小肠绒毛萎缩,肠道屏障功能下降,治疗费用的上升。肠外营养可通过全营养混合液和单瓶两种方式输注。全营养混合液(TNA)即将所需的营养物质按次序混合入可容纳 3000ml 的静脉营养袋(又称三升袋)中,易于营养素的有效吸收和利用。不具备 TNA 输注条件的,可采用单瓶输注氨基酸或脂肪乳。但由于各营养素非同步输入,不利于所供营养素的有效利用,也易因单位时间内进入体内的葡萄糖或脂肪乳较多增加代谢负荷。

【护理目标】

患者体液和营养状态得以合理维持。在输注营养液过程中,患者未发生与静脉穿刺置管和肠外营养支持相关的并发症。

【适应证】

营养不良,胃肠道功能障碍,因疾病或治疗限制不能经胃肠道进食者,高分解代谢状态,如严重感染、大面积烧伤、大手术后等,抗肿瘤期间不能正常进食者。

【禁忌证】

休克、重度败血症、重度肺衰竭、重度肝衰竭、重度肾衰竭等患者不宜应用或慎用。

【操作步骤】

1.按序配制营养液:①先将电解质、微量元素、水溶性维生素、胰岛素配制在葡萄糖或氨基酸溶液中;②脂溶性维生素配制在脂肪乳溶液中;③磷酸盐需加在另一瓶氨基酸溶液中;④将已加入添加剂的氨基酸溶液或葡萄糖溶液加入三升袋;⑤最后将脂肪乳加入三升袋。

2.选择合适的静脉通路:短期肠外营养的患者可选择外周静脉穿刺置管,预计肠外营养支持时间大于 10～14 天应采用中心静脉置管或经外周中心静脉置管(PICC)。

3.先用生理盐水 20ml 冲管,再匀速输注营养素,24 小时内输完。输入速度以葡萄糖不超过 5mg/(kg·min)为宜或血糖维持在 8.5mmol/L。

4.输注过程中每 4 小时用生理盐水 10～20ml 冲管一次,预防导管堵塞。

5.输注后需用生理盐水 20ml 脉冲式冲管,再用小剂量肝素盐水正压封管。

【护理结果】

1.患者的营养状况得到改善。

2.患者未发生与静脉穿刺置管和肠外营养支持相关的并发症。

【注意事项】

1.长期应用时应注意监测血糖、电解质等各项指标变化。

2.严格遵循无菌原则配制肠外营养液。肠外营养液的配制须在层流洁净房间和层流超净台内操作完成;操作员应按规定洗手、更换防护衣,戴一次性无菌手套,配制过程中减少人员走动。每次配制前后均对配制室进行清洁消毒,室内每月进行一次空气菌落培养。

3.营养液需现配现用。配制好的营养液应在室温条件下使用。暂不使用者,应置入温度为 4℃ 的环境保存,存放时间最多不超过 24 小时。

4.静脉导管入口处周围皮肤应定期清洁、消毒,注意穿刺点有无红肿、脓性分泌物;每周更换敷料 1～2 次,如有潮湿应及时更换。

5.妥善固定中心静脉导管,防堵塞、防脱落。

6.准确记录出入量,严密监测患者血糖、电解质、血压、心率、体温。出现异常,及时报告医师。

第十三节　经外周中心静脉置管护理技术

经外周中心静脉置管术(PICC)是指经上肢的贵要静脉、头静脉、肘正中静脉、下肢的隐静脉(新生儿)等外周静脉穿刺置管,导管尖端位于上腔静脉下 1/3 处或上腔静脉和右心房连接处的中心静脉导管。

优点:①提供可靠的输液途径(采血);②保护周围血管,降低外渗率,减少静脉炎;③避免多次穿刺痛苦;④操作方便、并发症少、危险性小、保留时间长(长达 1 年)、费用相对较低。

缺点:①不输液期间,需要贴敷料,长期使用粘胶类敷料,皮肤可能出现红肿或皮疹等皮肤损伤现象;②如果患者年龄较小,不易护理。

据记载,美国在 20 世纪 70 年代临床开始引进 PICC 技术,当时 PICC 最主要用于小儿和恶性肿瘤患者;20 世纪 80 年代后期,PICC 在成人患者中的应用越来越广泛,用于中长期化学治疗、肠外营养输注或抗菌治疗。我国自 20 世纪 90 年代从美国引进 PICC 技术,它在疾病治疗中的应用日益广泛,且有相对固定的人员进行 PICC 置管,输液小组初具雏形。目前 PICC 导管已成为危重患者和化疗患者长期静脉营养支持及用药的一条方便、安全、快捷、有效的静脉通路。

【护理目标】

1.为患者提供中、长期的静脉输液治疗。

2.静脉输注高渗性、有刺激性的药物,如化疗、胃肠外营养(PN)等。

3.建立通畅而且能较久保留的静脉输液通路。

【适应证】

需要长期静脉输液,但外周浅静脉条件差,不易穿刺成功者;需反复输入刺激性药物,如化疗药物;长期输入高渗透性或黏稠度较高的药物,如高糖、脂肪乳、氨基酸等;需要使用压力或加压泵快速输液者,如输液泵;需要反复输入血液制品,如全血、血浆、血小板等;需要每日多次静脉抽血检查者。

【禁忌证】

患者身体条件不能承受插管操作,如凝血机制障碍,免疫抑制者慎用;已知或怀疑患者对导管所含成分过敏者;既往在预定插管部位有肌肉挛缩、放射治疗史;既往在预定插管部位有静脉炎和静脉血栓形成史,外伤史,血管外科手术史;局部组织因素,影响导管稳定性或通畅者;不合作或躁动者。

【操作步骤】

1.选择合适的静脉:①在预期穿刺部位以上扎止血带;②评估患者的血管状况,选择贵要静脉为最佳穿刺血管,其次为肘正中静脉,最后为头静脉;③松开止血带。

2.测量定位:①测量导管尖端所在的位置,测量时手臂外展 $90°$;②上腔静脉测量法,从预穿刺点沿静脉走向量至右胸锁关节再向下至第 3 肋间;③穿刺点的选择,肘窝下 2 横指处或前臂肘上;④测量臂围,肘窝以上 10cm 处,以供监测可能发生的并发症。新生儿及小儿应测量双臂围。

3.建立无菌区:①打开 PICC 无菌包,戴手套;②应用无菌技术,准备肝素帽、抽吸生理盐水;③将治疗巾垫于患者手臂下。

4.消毒穿刺点:①以穿刺点为中心环形消毒,先 75% 乙醇 3 遍(第一遍顺时针,第二遍逆时针,第三遍顺时针),再碘剂 3 遍(方法同 75%

乙醇)。消毒范围以穿刺点上下各 10cm,左右至臂缘,待干。②穿无菌手术衣,更换手套。③铺孔巾及治疗巾,扩大无菌区。④用生理盐水冲洗干净手套上的滑石粉,用于纱布擦干。

5.预冲导管。注意:穿刺针始终不要放在导管盒中,以免误伤导管。

6.扎止血带:让助手在消毒区外扎止血带,使静脉充盈。可根据需要,先以 2% 利多卡因 0.1~0.2ml 皮内注射,行穿刺点的局部麻醉。

7.静脉穿刺:穿刺者一手固定皮肤,另一手以 15°~30° 进针,见回血,减小穿刺角度,推进 1~2cm,右手保持钢针针芯位置,左手单独向前推进外插管鞘,避免由于推进钢针造成血管壁损伤。

8.撤出穿刺针针芯:操作者左手拇指固定插管鞘,示指、中指按压插管鞘末端处上方的静脉止血,让助手松止血带,右手撤出针芯。

9.置入导管:固定好插管鞘,插管鞘下方垫无菌纱布,将导管自插管鞘内缓慢、短距离、匀速置入。当导管到达肩部(15~20cm)时,嘱患者将头转向静脉穿刺侧,并低头使下颌贴近肩部,以防止导管误入颈静脉。

10.撤出插管鞘:插管至预定长度后,取无菌纱布在鞘的末端处压迫止血并固定导管,撤出插管鞘,继续送入剩余导管部分至 0 刻度处。

11.撤出支撑导丝:左手示、中指固定导管,右手缓慢平直撤出导丝,导丝不可缠绕。

12.抽回血和冲管:用生理盐水注射器抽回血到导管圆盘即可,勿抽入注射器内,随后进行脉冲式冲管,在注射最后 0.5ml 生理盐水时边推注活塞边撤除注射器,以达到正压封管(生理盐水用量:成人 20ml;儿童 6ml),撤除延长管,连接正压接头。

13.稀释肝素盐水正压封管,撤除孔巾,清理干净穿刺点及周围皮肤的血渍。

14.固定导管,覆盖无菌敷料:以患者感觉舒适,日常活动时导管不受曲折为宜。体外导管放置呈"S"状弯曲,第一条输液贴横向固定圆盘,穿刺点上方压 2cm×2cm 的纱块,贴透明贴膜,完全覆盖圆盘,第二条输液贴在圆盘处交叉固定,在第三条贴膜上书写穿刺日期、时间后,横向固定圆盘处。

15.整理用物,安置患者体位。

16.根据需要使用弹力绷带包扎。

17.再次查对,向患者交代注意事项。

18.处理用物,七步法洗手。

19.X 线检查确定导管尖端位置。

20.记录 PICC 穿刺单、登记置入产品信息、填写《PICC 长期护理手册》,交患者妥善保管。

【护理结果】

1.护士操作正确、规范,动作熟练,过程顺利。

2.患者舒适、无不良反应。

3.导管头端在上腔静脉中下 1/3 处,管道通畅,固定稳妥。

4.患者或家属知晓留置 PICC 管的注意事项,对服务满意。

5.记录准确,交接班严密。

【注意事项】

1.穿刺置管 24 小时后置管侧上臂(避开穿刺点)湿热敷,每天 3 次,每次 30 分钟,连续敷 5 天,预防机械性静脉炎发生。

2.可以从事一般性日常工作、家务劳动、体育锻炼,但需避免使用置管侧手臂提重的物体,不做引体向上、托举哑铃等持重锻炼,并避免游泳等会浸泡到穿刺区的活动。

3.置管后可以淋浴,但应避免盆浴、泡浴。淋浴前用干毛巾＋保鲜膜在肘弯处缠绕 2～3 圈,上下边缘用胶布贴紧,淋浴后检查贴膜下有无浸水,如有浸水请护士更换贴膜。

4.携带 PICC 患者治疗间歇期每周对 PICC 导管进行冲管,更换贴膜、正压接头等维护。

5.保持局部清洁干燥，不要擅自撕下贴膜。贴膜有卷曲、松动及贴膜下有汗液时，及时请护士更换。

6.注意观察针眼周围有无发红、疼痛、肿胀、有无渗出，如有异常，应及时告知医师或护士。

7.如因对透明贴膜过敏等原因而必须使用通透性更高的贴膜时，应相应缩短更换贴膜的间隔时间。

8.禁止牵拉导管，以防导管断裂或脱出体外。

参 考 文 献

1.罗健.消化内科临床护理思维与实践.北京:人民卫生出版社,2013

2.徐莲英.消化内科护理基本知识与技能1000问.北京:科学出版社,2010

3.张爱霞,王瑞春.消化内科临床护理(专科护理必备).北京:军事医学科学出版社,2014

4.李亚洁.消化病健康指导.北京:人民军医出版社,2008

5.丁蔚,王玉珍,胡秀英.消化系统疾病护理实践手册(实用专科护理培训用书).北京:清华大学出版社,2016

6.蔡文智,智发朝.消化内镜护理及技术.北京:科学出版社,2009

7.郑一宁,张洪君.实用消化科护理及技术(专科护理丛书).北京:科学出版社,2008

8.刘伟先.常见消化道肿瘤的内科治疗.吉林:吉林科学技术出版社,2012

9.温贤秀,张义辉.优质护理临床实践.上海:上海科学技术出版社,2012

10.高艳红,张利岩,高歌.医院优质护理服务临床实践指导手册.北京:军事医学科学出版社,2015

11.周钰静,蔡素玲,黄慧雅.消化性溃疡病患者的护理.中国实用医药,2010,5(14):189-190

12.邢红英,刘胜春,常英台,陈睿.功能性消化不良的相关因素分析及护理对策.护士进修杂志,2001,(12):916-917